JN016910

こういうことだったのか!!
# CHDF・ECUM・PE
# トータルマネジメント

Eureka! The Essence of CHDF・ECUM・PE Total Management

小尾口邦彦 著
京都府立医科大学
麻酔科学教室・集中治療部

中外医学社

# はじめに

　筆者が医師となった時期と，CHDF など急性期血液浄化療法が爆発的に全国に普及した時期はほぼ同じでした（歳がばれます）．筆者は，急性期血液浄化療法と同時代を伴走した意識があります．

　筆者はどの分野の診療であっても，それの仕組みを知らずに，あるいは関心を持たずに実践するのと，それの仕組みを知って実践するのでは診療のレベルに天と地の差が生じると考えています．

　若き日の筆者は残念ながら前者でした．急性期血液浄化療法への関心はそれなりにあったのですが，仕組みを全く理解しておらず，筆者の今の感覚からすると当時の患者に申し訳ないレベルでした．

　筆者に特性があるとすれば，分からないことを周囲に尋ねることが苦ではないことです．質問相手の職種を問わず疑問を伝えて答えを得たいです．

　血液浄化療法に関しては，周囲の臨床工学技士がうんざりした顔をするまで質問責めにしました．血液浄化療法関連会社の担当者には，医師とは違う視点から多くを教えて頂きました．あまりに多くの質問をするうちに，おそらく会社のエースと思われる社員が筆者の担当者となり，教えて頂いたこともあります．この場をお借りして，多くの血液浄化療法の師にお礼を言いたいです．ありがとうございました．

　そうして得た知識を，ICU で実践し自分なりに考えをまとめると，血液浄化療法への苦手意識がなくなりました．

　「なぜ，急性期血液浄化療法のテキストといえば，DAMPS がどうのこうのとか，必ずしも診療に直結しないことを話題の中心とするのだろう．どうすれば急性期血液浄化療法を安定的に運転できるのか？ といった本があっても良いのではないか」と思いました．そもそも急性期血液浄化療法のテキストの数は多くありません．

　それが動機となり 2015 年に中外医学社から急性期血液浄化療法をテーマとした本を出版しました．幸い「はじめて CHDF の仕組みが分かった」といった評価を頂きました．血液浄化療法に詳しい（オタク）と思われるようになったのか，多くの質問を受けるようになりました．筆者の視点とは違う疑問が多く，それも

学びとなりました.

　本書は,「どうすれば急性期血液浄化療法を安定的に運転できるのか?」をテーマとしました. 頂いた多くの質問も反映されています. 歴史的背景を知った方が今の血液浄化療法の理解につながると考え盛り込みました.

　血液浄化療法はパワーのある補助治療です. 限界も含めて理解し使いこなせば, 必ずや ICU の診療レベルが上がります.

　若手読者にはぜひ, 血液浄化療法の次の伴走者となって頂きたいです.


　2023 年 11 月

小尾口　邦彦

# 目　次

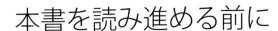

# 本書を読み進める前に

　血液浄化療法はパワーのある治療です．一方で，侵襲的な治療でもあります．近年，CRRT トラウマなどという怖い言葉まで提唱されました（➡ p.87）.

　かつて，「とりあえず CHDF が良いらしい」と全国で導入された時期がありました．筆者もそのように理解し，取り組んだ若手医療者の一人でした．

　本書や姉妹書「こういうことだったのか!! CHDF」[1] を通じて筆者が読者に訴えたいのは，**CRRT にはさまざまなコツや落とし穴があり，それらを理解して運用するのかしないのかで，パフォーマンスに雲泥の差が出ることです.**

　「CRRT がとりあえず良いらしい」ではなく，「強みも弱みも理解して使いこなそう」が筆者のメッセージです．

　本書を単独で読んでも理解できるように努力しましたが，可能であれば，「こういうことだったのか!! CHDF」を読了後，読んでいただきたいです．

　血液浄化療法のモードに関わる頻出基本略語を整理しましょう.
　　CRRT：continuous renal replacement therapy　持続的腎代替療法
　　IRRT ：intermittent renal replacement therapy　間欠式腎代替療法
　　HD　 ：hemodialysis　血液透析
　　CHD　：continuous hemodialysis　持続的血液透析
　　HF　　：hemofiltration　血液ろ過
　　CHF　：continuous hemofiltration　持続的血液ろ過
　　HDF　：hemodiafiltration　血液ろ過透析
　　CHDF：continuous hemodiafiltration　持続的血液ろ過透析
　　HD・HF・HDF の総称が IRRT であり，CHD・CHF・CHDF の総称が CRRT です.

　IRRT は維持血液透析患者に行われることが多いですが，ICU において血液浄化が必要な患者に IRRT を行うこともあります．よって，本書において，あ

えて維持血液透析と表現しているときは，ICU ではなく，通常，慢性腎不全患者に対して週3回行われる血液浄化療法を指します．

IRRT に用いられる血液浄化器をダイアライザー，CRRT に用いられる血液浄化器をヘモフィルターとよびます．基本構造はほぼ同じです．ヘモフィルターやダイアライザーを通る血液流量を $Q_B$（quantity of blood）とよぶことがあります．文章の中で，血液流量と表現されたとき，体内の血液流量を指すのか，血液浄化器を通過する血液流量を指すのかわかりづらいときがあります．明らかに血液浄化器の流量とわかるときは，血液流量と表現していますが，わかりづらいときは，血液流量 $Q_B$ と表現しました．

小分子，中分子は頻出用語です 図1．
血液浄化療法分野における小分子の定義は分子量＜500 程度です．拡散原理を得意とします．

**中分子の定義は分子量 10,000〜30,000 程度です．** 拡散原理は無効であり，ろ過原理でなければ中分子の除去はできません．

IRRT と CRRT のパフォーマンスの違いも重要です．

## IRRT のパフォーマンスグラフ 図2

拡散原理による HD は小分子に対して非常に優秀です．そして，我々が生命維持のために必要な最低限の血液浄化は，尿毒素の除去，ナトリウムやカリウムなどの補正，$HCO_3^-$（重炭酸イオン）の補充などです．これらの物質はすべて小分子です．HD の小分子クリアランスは非常に優れているので，維持血液透析において今も主流です．

| 小 | アンモニア | 17 | 小分子量物質 |
| | Na | 22 | |
| | K | 39 | |
| | エタノール | 46 | |
| | 尿素（BUN） | 60 | |
| | 乳酸 | 90 | |
| | クレアチニン | 113 | |
| | 尿酸 | 168 | |
| | ブドウ糖 | 180 | |
| | ビリルビン | 539 | 中分子量物質 |
| | 多くの薬剤 | 500〜1,500 | |
| | バンコマイシン | 1,500 | |
| | IL-8 | 8,400 | |
| 中 | $\beta_2$ ミクログロブリン | 11,800 | 低分子量タンパク |
| | IL-1RA | 17,200 | |
| | IL-1$\beta$ | 17,300 | |
| | ミオグロビン | 17,800 | |
| | IL-10 | 18,600 | |
| | IL-6 | 20,900 | |
| | TGF-$\beta$ | 26,000 | |
| | HMGB1 | 30,000 | |
| | TNF-$\alpha$ | 51,000 | |
| | sTNFR | 55,000 | |
| | ヘモグロビン | 64,500 | |
| | アルブミン | 66,000 | |
| | IgG | 150,000 | |
| | IgM | 900,000 | |

図1 各種物質の分子量
文献2より引用

JCOPY 498-16662

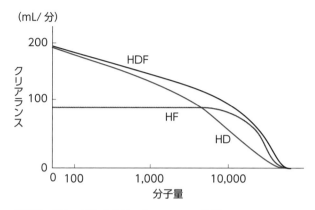

**図2** HD・HF・HDF のクリアランス比較
文献 3 より改変

　HF の F は filtration です．フィルターに寒天を通してところてんを作るように，血液をフィルターに通します．ただし，全部を通すのではなく，一部を押し出し，フィルターを通り抜けた成分を排液とします．

　よって，フィルターの孔より小さい成分は一律に，中空糸の孔を通じて排出されます．グラフのように，分子量によらず，X 軸と平行になります **図2**. **図2** において分子量が 10,000 を超すと，パフォーマンスが低下するのは，分子の大きさと膜孔径が近くなり抵抗を受けるからです．そして，ヘモフィルターの膜孔は分子量 20,000〜30,000 程度の径に分布するので，除去できる最大分子量は 30,000 程度になります．

　近年，維持血液透析分野で HDF が台頭します．HD と HF の両方を合体させたものであり，パフォーマンスも両者の合体のイメージです．小分子〜中分子まで，最高のパフォーマンスを発揮します．

### CRRT のパフォーマンスグラフ **図3**

　かつて，IRRT のグラフ **図2** を参照しながら，「CHD は小分子除去に優秀であり，CHF は中分子除去に優秀．CHDF は小分子〜中分子まで最も優秀」などと解説されることがありました（➡ p.19）．これは完全な誤解です．

　IRRT と比較したとき，CRRT の最大の欠点は，血液浄化液（透析液，補充液の総称）の使用量が極端に少ないことです．特に，日本には「保険制限量」があります（➡ p.124）．例えば，HD の透析液流量は 30L/時程度ですが，CRRT

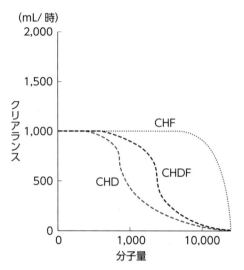

**図3** ろ液流量＋透析液流量が一定量（1,000mL/時）
としたときの CHD・CHDF・CHF のクリアランス
比較

CHF はろ液流量 1,000mL/ 時，CHD は透析液流量 1,000mL/ 時，
CHDF はろ液流量＋透析液流量が 1,000mL/ 時
文献 4 より引用

の血液浄化液流量は 0.7L/時（15L/日）程度です．CRRT の血液流量に対して，極度に血液浄化液流量が少ないため律速段階となり，血液浄化液流量がパフォーマンスを規定します．これついて詳しく知りたい読者は，拙著 [1,2] を参考にしてください．

　よって，血液浄化液流量に同じ制限がある以上，CHD・CHDF・CHF のパフォーマンスは小分子において同じとなります **図3**．拡散原理が働かない中分子に対するパフォーマンスは，CHF＞CHDF＞CHD となります．

　CRRT において，小分子除去を目指すとき，理論的にはどのモードでもクリアランスはほぼ同じですが，ろ過原理（CHDF・CHF）は，言わばフィルター（中空糸膜孔）に血液を押しつけるので，膜孔負担が強いです．分子が勝手に飛び回る拡散原理は，中空糸膜孔への負担が少なく，小分子除去が目的なら CHD を筆者は選択します．

　炎症性サイトカインは分子量 8,000〜20,000 程度なので，炎症性サイトカイン除去を目指すなら，ろ過原理が必要です．CHF＞CHDF のパフォーマンスで

4

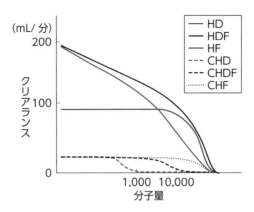

**図4** IRRT・CRRT のクリアランス比較表
文献2より引用

あるので，炎症性サイトカイン除去を目指すなら，CHF が適します．

### IRRT・CRRT の合体パフォーマンスグラフ　図4

**図2** と **図3** では，縦軸の単位が全く異なります．IRRT と CRRT のグラフを重ねると，パフォーマンスが全く異なることが如実にわかります **図4**．CRRT は，血液流量・血液浄化液流量が IRRT に比して低く，先に解説したように，特に透析液など血液浄化液流量は 1/20 程度しかないことが違いを生みます．

　IRRT の中でも特に，HD・HDF は小分子除去能力が非常に高いことのメリットがあり，時にそれがデメリットを生みます．

　CRRT は，パフォーマンスの低さを時間でカバーします．

　この IRRT と CRRT のパフォーマンスの違いを理解することは，急性期血液浄化療法の実践において非常に重要です．

**参考文献**
1) 小尾口邦彦．こういうことだったのか‼ CHDF．中外医学社；2018．
2) 小尾口邦彦．ER・ICU 診療を深める 2 リアル血液浄化 Ver.2．中外医学社；2020．
3) 乳原善文，監修．上野智敏，著．〜至適透析を理解する〜血液透析処方ロジック．中外医学社；2019．p.31．
4) 中　敏夫，篠崎真紀，篠崎正博．持続血液浄化．腎と透析．2000；48: 617-21．

# 良好な脱血にとことんこだわる

## 筆者の急性期血液浄化療法オタクの原点

　筆者は，集中治療医としてスタート後，CRRT が安定的に運転できないことに非常に悩みました．

　急性期血液浄化療法のすばらしさを説く本は多くありますが，安定的な運転方法を説いた解説本はありません．筆者なりに，血液浄化療法を構成するさまざまな要素の改善に取り組みました．そして現在，CRRT の安定運転に悩むことはほぼなくなりました．頻回な回路閉塞に悩むときは，HIT（ヘパリン起因性血小板減少症）を除外する癖をつけています．

　結局，下記の 3 大要素に向き合えるかが重要です．
- 良好な脱血
- 高血液流量
- 良好な抗凝固薬管理

本章では，良好な脱血について考えてみましょう．

## 中心静脈カテーテルと血液浄化用カテーテルの役割は全く違う

　多くの医療者は，中心静脈カテーテルの一種として血液浄化用カテーテルを認知していると感じます．カテーテルの太さは全く違いますが，留置方法は同じと言って良いからでしょうか．よって，医療安全においても，中心静脈カテーテルと同じ扱いを受けがちなのですが，それへの批判もあります（➡ p.56）．

　血液浄化用カテーテルに求められる性能は，中心静脈カテーテルとは全く異なります **表1**．

　中心静脈カテーテルには，輸液を入れる方向の役割しかありません．流量もせ

**表1** 中心静脈カテーテルと血液浄化用カテーテル

|  | 中心静脈カテーテル | 血液浄化用カテーテル |
|---|---|---|
| 流れる成分 | 輸液・薬剤 | 血液 |
| 方向 | 片方向（送る方向） | 双方向（脱血・送血） |
| 流量 | 数mL〜200mL/時程度 | 80mL〜150mL/分 |
| カテーテル内圧 | 陽圧 | 陰圧（脱血側）・陽圧（送血側） |

いぜい数百mL/時程度であり，流れるのはさらさらの輸液・薬剤です．「入れる」役割はなんとでもなります．

　血液浄化用カテーテルの役割はハードです．「送血だけではなく脱血の役割」「流量が80〜150mL/分」「流れる成分は粘度が高く凝固しやすい血液」です．中心静脈カテーテルに比して桁違いにハードな役割です．

---

**血液浄化用カテーテル留置中の若手医師への筆者の口癖**

「無事カテーテルを留置できた？　10mLのシリンジを脱血孔・送血孔につないで，スムーズに血液をひくことができる？　シリンジによる脱血で抵抗があれば，CRRTマシンで脱血なんて無理やで．CRRT回路は脱血側，送血側ともに1m以上あるんやで．手でひいてうまくいかないのに，CRRTマシンのポンプがゴシゴシ回路をこするパワーで脱血なんてできるわけがない．

脱血が良好でないカテーテルを，臨床工学技士さんに渡すなんて失礼やで〜．」

---

## 良好な脱血こそが最重要ファクター

　先の3大要素の中で，最も大切なのは「良好な脱血」です．CRRTであろうがECMO（extracorporeal membrane oxygenation：膜型人工肺）であろうが，体外循環デバイスにおいて脱血が最重要です．ECMOであれば，脱血不良⇒人工肺が短時間で血栓により閉塞⇒ECMOの突然の停止となり，患者は急死しかねません．CRRTの停止はさすがに即死亡までは至りませんが，時間を味方につけなければならないCRRTにおいて，頻回に停止すると，実質的な効率が大きく低下し，患者は貴重な血液を失います．

良好な脱血のためにはカテーテルの先端位置が重要です．例えば，ECMO において脱血管の先端を右房内，あるいは限りなく右房近くに位置するのは標準的です．また，維持血液透析のために長期用血液浄化用カテーテルを留置する場合，右房に先端を置くことが推奨されます．

さらに，従来，中心静脈カテーテル先端は高位（内頚静脈留置であれば，X 線において気管分岐部よりカテーテル先端が上方）に位置することが強く推奨されましたが，推奨が大きく変わり，上大静脈下 1/3〜右房上部 1/3 を推奨するガイドラインまで登場しています（➡ p.56）．

まして，脱血を重視しなければならない血液浄化用カテーテルを高位に留置する意義はありません．

## 血液浄化用カテーテルは右内頚静脈経由留置が原則

筆者は，15〜16cm 長血液浄化用カテーテルを右内頚静脈経由で留置するのが CRRT において重要と考えています．これは海外の急性腎障害（acute kidney injury: AKI）ガイドライン[1] にも書かれています．

また，気胸合併症を恐れる心理から，頚部の高位で穿刺するシーンをみかけることは珍しくありません．体格が大きい患者・長頚患者であれば，根本までカテーテルを入れても先端が右房から遠くなります．頚部低位でとは言いませんが，適切な位置の穿刺が重要です．

### ①右内頚静脈 ②大腿静脈 ③左内頚静脈が優先順位

血液浄化用カテーテルを AKI 患者に留置するときの推奨
　　第一選択　右内頚静脈
　　第二選択　大腿静脈
　　第三選択　左内頚静脈
　　第四選択　血流が良好である側の鎖骨下静脈※
　　※原文では last choice とあり，できる限り避けるべき選択と解説された
（KDIGO AKI ガイドライン[1]）．

KDIGO は Kidney Disease Improving Global Outcomes の略であり，腎臓病学の国際的な組織です．各種ガイドラインを精力的に出しています．

8

　　血液浄化用カテーテルの挿入部位として右内頸静脈が第一選択であることは常識的ですが，第二選択は大腿静脈，第三選択は左内頸静脈であることに驚く読者は多いのではないでしょうか．第四選択の鎖骨下静脈は，高度狭窄をきたしやすく禁忌に近いです．

　　筆者は，左内頸静脈経由カテーテルの管理に苦労した経験を多数もつので，このガイドライン推奨は腑に落ちました．後に，症例提示します．

## 右内頸静脈が第一選択である理由 図1

　　胸部 X 線をみれば一目瞭然です．

　　右内頸静脈⇒右無名静脈⇒上大静脈がストレートに並びます．実際，図1 において，右内頸静脈に留置されたカテーテルはまっすぐ下行しており，血管壁と干渉していません．

## 左内頸静脈を選択すべきではない理由① 図2

　　右内頸静脈から中心静脈カテーテル，左内頸静脈から血液浄化用カテーテルが挿入された胸部 X 線です 図2a．

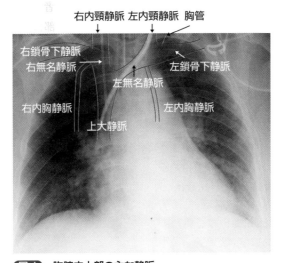

**図1　胸腔内上部の主な静脈**
カテーテルが入っているので左無名静脈は上方を向いているが，本来は水平に近く走行する
文献2より引用

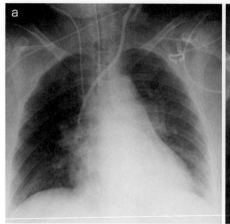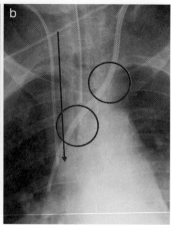

**図2** 右内頸静脈と左内頸静脈の走行の違い

　右内頸静脈経由中心静脈カテーテルはストレートに心臓に向かいます **図2b ↓**．それに対して左内頸静脈経由で留置された血液浄化用カテーテルは，大きく2カ所で曲がります．カテーテルと血管は2点だけでなく長い距離で接します．

　カテーテルが常時血管壁と触れると，血管の狭窄や血栓形成につながります．比較的早期に起こることもめずらしくありません．

　また，わずか2mm径の血液浄化用カテーテル内腔を粘度が高い血液が通過しなければなりません．

　水の流れには，秩序正しく流れる層流と，不規則に混合しながら流れる乱流があります．水道の蛇口を少しひねると，まっすぐに水が落ちます（層流）**図3a**．しかし，勢いを強めると荒々しい流れになります（乱流）**図3b**．蛇口の縁を流れる水流は，壁との摩擦のため遅いのですが，水流が大きくなると中央を流れる水流との速度差が大きくなり，剪断力（物体にズレを生じさせる

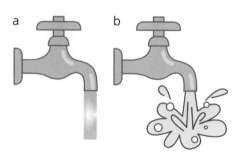

**図3** 蛇口を少しひねると層流であるが，大きくひねると乱流となる

文献2より引用

JCOPY 498-16662

力）が働き，乱流となります 図4.

　水流にカーブがあるとき，カーブの外側と内側でスピードが異なるため，容易に乱流が発生します 図5. まして，カテーテルに折れ目があるなど論外です 図6. カテーテルに一旦折れ目ができると，まっすぐに矯正しても内腔に凹凸ができるため乱流の原因となります. フィブリンシース形成（fibrin sheath formation, sheath ＝ぴったりとフィットした覆いであり，カテーテル内腔が広範囲にフィブリンで覆われる状態）につながります. ぜひ読者は，数日 CRRT の運転に使用後抜去されたカテーテルを観察してください. 脱血が比較的良好であったカテーテルにおいても，フィブリンシースが形成されていることに驚くはずです 図7.

　よって，クネクネ道である左内頸静脈経由で留置すると，カテーテル外・内を問わず血栓形成につながり，血管狭窄にもつながりやすいです.

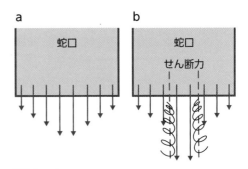

**図4　乱流形成のメカニズム**

a）水流が強くなると，管中央と壁面の水流のスピード差が生じる.
b）スピード差が大きくなるとせん断力が起こりその面において渦が発生する. スピードが高まるにつれて，せん断力の発生場所は増える.
文献2より引用

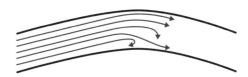

**図5　カーブにおいて乱流が形成されやすい**
文献3を参考に作成

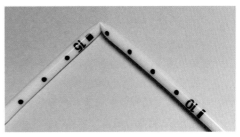

**図6　カテーテルの折れ目**

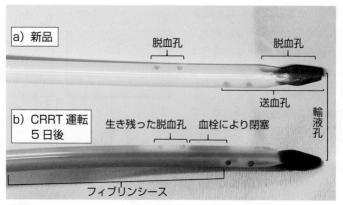

**図7**　フィブリンシースが内腔に形成された血液浄化用カテーテル

## 左内頸静脈を選択すべきではない理由②
## 左アプローチは本質的に危険

　消化器疾患により食事摂取ができないため，左上腕より PICC（peripherally inserted central venous catheter，末梢挿入型中心静脈カテーテル）が挿入された症例の PICC 挿入直後の X 線です **図8a**．数日後，原因不明の発熱・炎症反応高値がみられたため，体幹部 CT 撮影が行われたところ，右胸水と縦郭気腫（縦郭洞炎）の所見がありました **図8c**．

　PICC 挿入直後の X 線を確認したところ，PICC 先端が上大静脈の右側壁に斜めに接することが確認されました **図8b**．PICC の先端が血管壁に接触し，先端から注入された輸液が炎症を起こし，あるいは，PICC 先端は患者の腕の動きで簡単に数 cm 動くので物理的刺激を与え，血管壁穿孔を起こし，輸液が右胸腔内や縦郭に漏れたと考えられました．高カロリー輸液の浸透圧刺激が血管壁に erosion（組織の損傷）を起こすことも重大ファクターです．おそらく，浸透圧が低く刺激性が少ない細胞外液などであれば，ここまでのトラブルとはなりません．

　カテーテルは先端を含めて血管壁に平行に位置することが原則です **図9a**．先に，カテーテルの途中が血管壁に接触すると血栓形成や血管の狭窄の原因となることを解説しましたが，血管壁に角度をもったカテーテルの先端が血管壁に接触すると血管壁穿孔リスクがある点で，はるかに怖いです **図9b**．

JCOPY 498-16662

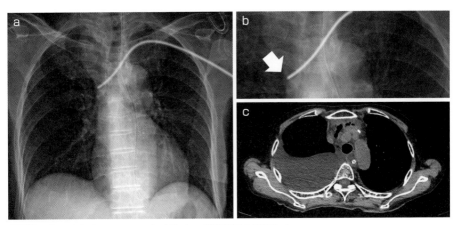

**図8** 左上腕経由 PICC により右胸水・縦郭洞炎を発症した
b) 矢印はカテーテル先端

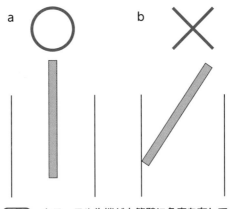

**図9** カテーテル先端が血管壁に角度を有して
接触すると非常に危険

　PICC は安全と思われがちであり，また，多くの患者の利き腕の逆側の左上腕からの挿入が好まれがちですが，読者はぞっとしないでしょうか．PICC に限らず，胸腔の上部血管からアプローチするとき，左側から挿入されたカテーテルの先端は，上大静脈の右側壁にぶつかるように位置することが多いです．そして，施行者はその問題に全く気がついていないことが大半です．本章冒頭で使用した胸部 X 線 **図1** **図2** においても，左内頸静脈経由血液浄化用カテーテルが上

13

大静脈壁に接触していることが気づかれていませんでした.

　左アプローチの怖さは以前より指摘されてきました[4].　中心静脈カテーテルを原因とする心タンポナーデによる死亡に対して約6,248万円の賠償が命じられたケース（大阪地方裁判所　平成13年（ワ）第3309号　損害賠償請求事件　平成13年12月17日判決）においても左アプローチであり，肝移植患者が中心静脈カテーテルによる心タンポナーデを原因として死亡し担当医が業務上過失致死で送検されたケースにおいても左アプローチでした[5].　筆者自身は，カテーテル先端が血管壁を穿孔したことによる心タンポナーデを1例，縦郭洞炎を1例 **図8** の計2例を診察したことがありますが，いずれも左アプローチでした.

　あまりに左アプローチの怖さが知られていないと感じます.

### 実務において左内頸静脈選択は少なくない‼

　**図1** （➡ p.9）は右内頸静脈から中心静脈カテーテル，左内頸静脈から血液浄化用カテーテルが挿入されています.　このような留置になるお決まりのパターンがあります.

　**敗血症性ショック初日**　循環管理のために右内頸静脈から中心静脈カテーテル留置

　**敗血症性ショック2日目（休日）**　循環動態は安定しつつあるが，無尿でありBUN，Creも上昇.　AKIと診断しCRRTを開始することとなった.　ICU当直医は，右内頸静脈穿刺部位はすでに使われているため，左内頸静脈経由で血液浄化用カテーテルを留置した **図2a**.

といった具合です.　読者施設でも，このパターンは多いのではないでしょうか.

# 右内頸静脈に血液浄化用カテーテル留置を導くために

　CRRTスタートの可能性が高ければ，中心静脈カテーテルと同時に血液浄化用カテーテルを留置します.　右内頸静脈から中心静脈カテーテルと血液浄化用カテーテルの「二本刺し」が筆者のやり方です.　この方法に対して，「右内頸静脈が閉塞するのではないですか？」という質問をよく受けます.　実際，1本であろうが2本であろうが，カテーテルを留置すると血管閉塞や血栓形成リスクは相当あります.　「両内頸静脈を使用することによる両内頸静脈閉塞のほうが問題と考えている」と答えることにしています.　ここらへんは好みの世界です.　そして，

14

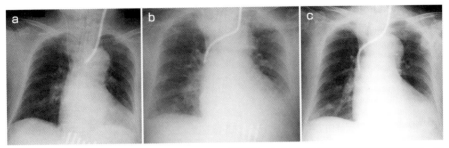

**図10** 右内頸静脈経由で中心静脈カテーテル留置後，左内頸静脈経由で血液浄化用カテーテルを留置したが脱血に難渋した症例

文献2より引用

多くのICU当直医はなかなか二本刺し業務をやってくれません．

　しかし，先のパターンが多いので，一計を案じました．

　CRRTスタートの可能性を読めない症例は，あらかじめ中心静脈カテーテルを左内頸静脈に留置します．すると，ICU当直医や週末担当医は導かれるように，右内頸静脈に血液浄化用カテーテルを留置します．この作戦は，おもしろいほどうまくいきました．

## 22cm挿入してやっと脱血が安定した左アプローチケース

　右内頸静脈経由で中心静脈カテーテル留置後，左内頸静脈経由で血液浄化用カテーテルを留置した症例です．左内頸静脈アプローチで16cm挿入しましたが，脱血不良に悩まされました **図10a**．挿入長20cmに変更しても状況に変化はありませんでした **図10b**．このケースは25cm長カテーテルを選択していたこともあり，挿入長22cmに変更してやっと脱血良好になりました．

　**図10a** のような留置でも全く脱血に問題ないこともあります．しかし，しばしば，このケースのように脱血困難に遭遇するのが左アプローチです．こんな苦労をするくらいなら，血液浄化用カテーテルは右アプローチにこだわるほうがはるかに合理的と読者は思いませんか？

　結局，くねくね道で先端が血管壁と干渉しやすい左アプローチは，血液浄化用カテーテルと相性が悪いのです．

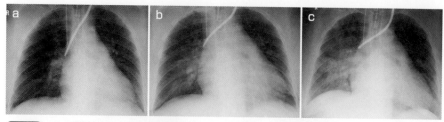

**図11** 右内頸静脈経由で中心静脈カテーテル留置後，左内頸静脈経由で血液浄化用カテーテルを留置したが日々血液浄化用カテーテル先端の位置が移動した

a）第1病日，b）第2病日，c）第3病日

## 毎日先端位置が変化した左アプローチケース

　右内頸静脈経由で中心静脈カテーテル留置後，左内頸静脈経由で血液浄化用カテーテルを留置した症例です．心不全の進行により左内頸静脈経由カテーテルの走行や，カテーテル先端と上大静脈壁の位置関係が変化しているのがわかります **図11**．カテーテル先端と上大静脈壁のなす角度が大きくなっています．危険なパターンです．このように，左アプローチはやっかいです．

　今やカテーテルの位置はやや深くても OK となったこともあいまって（➡ p.56），右アプローチのほうがはるかに管理が楽で安全です．

**参考文献**
1) Khwaja A. KDIGO clinical practice guidelines for acute kidney injury.Nephron Clin Pract. 2012;120:c179-84. https://kdigo.org/wp-content/uploads/2016/10/KDIGO-2012-AKI-Guideline-English.pdf（最終閲覧2023年10月9日）
2) 小尾口邦彦．ER・ICU診療を深める2 リアル血液浄化 Ver.2. 中外医学社；2020.
3) Huriaux L, Costille P, Quintard H, et al. Haemodialysis catheters in the intensive care unit. Anaesth Crit Care Pain Med. 2017；36：313-19.
4) Booth SA, Norton B, Mulvey DA. Central venous catheterization and fatal cardiac tamponade. Br J Anaesth. 2001；87：298-302.
5) 山際健太郎，伊佐地秀司，兼児敏浩，他．中心静脈カテーテルによる医原性心タンポナーデの1例．静脈経腸栄養．2009；24：811-6.

JCOPY 498-16662

# 血液流量 $Q_B$ にこだわる
# 読者施設の CRRT 血液流量は？

　筆者は，2015 年に血液浄化療法をテーマとした本を出しました（その後改訂しました[1]）．あまりに CRRT が世間に誤解されており，正しい知識を普及したいと考えたことが出版の動機です．

　当時，筆者の最大の不満は，CHD・CHDF・CHF の中で，CHDF の効率が最も良いと信じられていることでした．

　そこで，その理解は，IRRT の話であること **図1**，CRRT においては，すべての分子量に対して CHF がチャンピオンとなること **図2** を，理論的背景も含めて説明しました．両者の縦軸を比較してください．単位量が全く違います．**図1** と **図2** を合体すると，IRRT と CRRT は another world であることがわかります **図3**．

　手前味噌となりますが，CRRT の効率の正しい理解に，2015 年の出版がかなり貢献できたのではと感じています．近年，「CHDF の効率が一番良いと聞きました！」フレーズはあまり耳にしなくなりました．

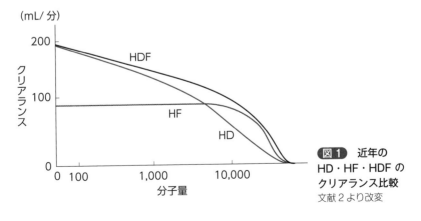

**図1** 近年の HD・HF・HDF のクリアランス比較
文献2より改変

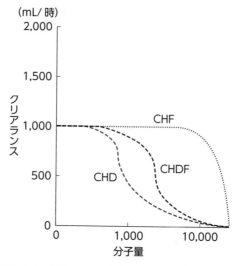

**図2** ろ液流量＋透析液流量が一定量（1,000mL/時）
であるとしたときの CHD・CHDF・CHF の
クリアランス比較
文献3より引用

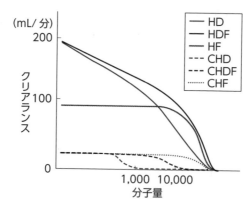

**図3** HD・HF・HDF・CHD・CHF・CHDF の
クリアランス比較
文献1より引用

JCOPY 498-16662

# かつて CHDF as No.1 とされた理由

　ようやく正しい理解が普及しつつある CRRT 効率ですが，それでは，なぜかつて CHDF as No.1 とされたのでしょうか．理由の 1 つは，冒頭で解説したように IRRT と CRRT が混同されたからです．もう 1 つは，実際に「CHDF が最も良い」と 1990 年代半ばから解説されたからです．CRRT 発展の歴史が関係します．なぜ，「CHDF が最も良い」と言われたのか振り返ってみましょう．

# CRRT のスタートは CHF

　現在，読者の施設で使用する CRRT 複合機（CRRT の各種モードに対応）の原型が発売されたのは 1995 年です（CHF 専用機は 1991 年）[4]．

　読者が 1980 年代後半〜1990 年ごろにタイムスリップし，急性腎障害（AKI）を合併した敗血症性ショックを担当することになったとしましょう．IRRT 機器はありますが，循環動態が不安定であるので IRRT の施行はできません．その状況下で，なんとか CRRT を行わなければなりません．

　現在のような複数腔をもつ血液浄化用カテーテルはありません．単孔のカテーテルを 2 本使用しましょう．血液浄化機器としては IRRT 用透析機を活用しましょう（ただし流量が異なるので血液ポンプのみ使用可能）．自作のシステムも多かったようです．ヘモフィルターの代わりに透析用ダイアライザーを使用しましょう．耐久性を除けばたいして変わりはありません．補充液は，IRRT の HF 用に開発されたサブラッド®-A 〔扶桑薬品工業，現在のサブラッドはアルカリ化剤として重炭酸イオン（$HCO_3^-$）を利用するが，サブラッド-A は酢酸を使用 （➡ p.182)〕を，輸液ポンプを用いて投与しましょう．返血は，通常の静脈でも良いです．抗凝固薬は未分画ヘパリンを使用しましょう（ナファモスタットの先発品フサン®は，1987 年に血液浄化療法への保険適用をとっており，フサンでもよいです）．CHF が成立しました!! 図4

　実際，これが本邦における CRRT 黎明期，ごく一部の大学病院などで行われた時代のスタイルです．CHD・CHDF となると，透析液ポンプとろ液ポンプを連動する仕組みが必要です．CHF であるからこそ，シンプルな方法で可能だったのです．

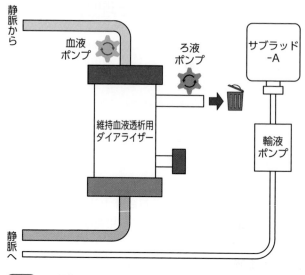

静脈から
血液ポンプ
ろ液ポンプ
サブラッド-A
維持血液透析用ダイアライザー
輸液ポンプ
静脈へ

**図4** 一部施設が手探りで CHF を行っていたころのスタイル

## 当時の CHF の限界 [4]

　日本人著者による，23 カ国・54 ICU における急性腎障害患者を対象とした CRRT の実情の調査結果があります [5]．2000～2001 年に調査されました．

　血液流量は，日本が群を抜いて低く 80mL/分でした．ブービー賞（最下位から 2 番目）はスウェーデンで 120mL/分でした．最高流量はオランダ・イギリス・オーストラリアの 200mL/分です．全体の平均は 150mL/分でした．同じアジアでも中国は 150mL/分でした．日本における血液流量は悲しいぐらい低かったことがわかります．

　筆者所属施設（当時）においても，2000 年ごろ，やはり血液流量 80mL/分程度が通常であり，脱血不良であれば 60mL/分程度も珍しくありませんでした．

　まして，1990 年代，日本においては血液流量 60～80mL/分（3,600～4,800mL/時）が標準でした．

　当時の CHF において，ろ液流量は 300mL/時程度に設定されました．ろ過原理は中空糸膜負担が大きいです．3,600～4,800mL/時の血液を「絞る」わけですが，当時の中空糸膜の性能であれば 300mL/時程度が限界でした．当時日本の CRRT をリードした施設は，サイトカイン吸着膜として PMMA 膜（ヘモ

JCOPY 498-16662

フィール®CH，東レ・メディカル）を重視したのですが，PMMA 膜は特に詰まりやすい膜であったことも関係します．

　血液浄化療法の効果は，血液から血球成分を除いた循環血漿に対して発揮されます．循環血漿量が 3,500mL ぐらいであったとすると，1 時間に 300mL を洗ったところで血液浄化療法の効果は限定的です．ろ液流量 300mL/時の CHF で24 時間運転しても，BUN・Cre といった尿毒素（小分子）の数値の低下がみられないどころか上昇するケースもあったようです．

　当時の中空糸の膜性能からろ液流量は増やしたくても増やせないので，CHFに透析液を追加する道が探られました．透析原理は小分子除去に向きます．現在は CHDF とよばれますが，当初は，CHF＋dialysis とよばれました．「追加」された当時の雰囲気を示すのではないでしょうか．

　CRRT の中で，「CHDF の効率が一番良い」と 1990 年代〜2010 年代半ばまで強調された背景は，以下の 2 点です．

- 日本における血液流量 $Q_B$ が恐ろしく低かったので CHF のろ液流量に限界があった
- 膜性能が低く，CHF のろ液流量に限界があった

　これらの限界を考慮すると，当時（1990 年代半ば）においては「CHDF の効率が一番良い」は正しかったわけです．実際，筆者が調べた限りにおいて，CRRT の効率のグラフ 図2 の初出は 1998 年ごろです．今においても，IRRTと CRRT の違いの説明に相当苦労します．当時，その解説をしても理解できる医療者は少なかったのではないでしょうか．

## 日本における今日の血液流量

　筆者は急性期血液浄化療法オタクと認知されるようになったのか，血液浄化療法をテーマに発表する機会をいただくことがあります．「血液流量がその施設の血液浄化療法のレベルを表す（筆者格言）」と思っているので，聴衆に「血液流量はどれぐらいに設定しますか？」と問うときがあります．100mL/分が 6〜7割，80mL/分が 1〜2 割，120〜150mL/分が 1 割という印象です．日本腎臓学会誌に掲載された急性期血液浄化療法のレビュー（2013 年）[6] においても，100mL/分が標準的な値として掲載されました．

# ヘモフィルターの lifetime

　ヘモフィルターが閉塞すると交換しますが，どれぐらいの時間もつかを日本において lifetime（LT）とよびます．Life 自体が時間を包括するので，「馬から落馬」同様の重複表現です．和製英語感が強く，海外においては life span, filter life などが用いられます．

　ヘモフィルターが長持ちした場合，効率が落ち，感染源にもなり得るので，施設ごとに一定時間経過したら交換するルールを定めているのが通常です．48 時間交換が多いのではないでしょうか．

　ただし，かつては定時交換など夢のまた夢でした．数時間で複数回ヘモフィルターが閉塞といったエピソードは日常でした．

　筆者の現勤務施設や以前の勤務施設において，近年，相当安定的に運転できるようになりました．48 時間交換も珍しくありません．その最大の要素は，（脱血良好であれば）標準血液流量を 150mL/分としていることだと感じます．海外における標準流量であり，海外においては今や＜150mL/分は低流量とされます[7]．

# 安定的な CRRT 運転になぜ高血液流量が必要なのか？① 通過時間

　泥で詰まりかけのホースが読者の目の前にあったとします．「詰まりかけだから，水量は少なく」とはしませんよね．蛇口を思い切りひねるはずです．

　今でこそ，IRRT・CRRT ともに，日常の医療ですが，先人の多大な苦労と改善努力により到達しました．凝固しやすい血液を体外に導き，髪の毛よりかろうじて太い程度の中空糸 10,000 本以上を束ねたヘモフィルター（ダイアライザー）を通し返血するのです．回路全長は数 m あります．

　ホースと同様に考えると，血液流量こそが最重要です．

　もう少し，血液流量を上げる意味を理論的に考えてみましょう．

- **体外回路通過時間が短くなる**　大容量ヘモフィルターであれば中空糸内スペースを合計すると 100mL 以上あります　表1．血液流量が大きくなると通過時間は短くなります　表2．抗凝固薬を使用していても，体外にある血液は刻々と凝固しようとします．抗凝固薬が消費あるいはヘモフィルター・回路に吸着されるからです．血液流量 150mL/分であってもヘモフィルター

22

**表1**　ヘモフィルター中空糸内容量

| ヘモフィール®CH | 膜面積（m²） | 0.3 | 0.6 | 1.3 | 1.8 |
|---|---|---|---|---|---|
| （東レ・メディカル） | 容量（mL） | 24 | 47 | 101 | 138 |
| AUT®-eco | 膜面積（m²） | 1.1 | 1.5 | 1.8 | |
| （ニプロ） | 容量（mL） | 65 | 90 | 125 | |
| セプザイリス® | 膜面積（m²） | 0.6 | 1.0 | 1.5 | |
| （バクスター） | 容量（mL） | 24 | 47 | 101 | |

**表2**　ヘモフィルター中空糸内容量 100mL であるときの通過時間

| 血液流量（mL/分） | 60 | 80 | 100 | 120 | 150 |
|---|---|---|---|---|---|
| 通過時間（秒） | 100 | 75 | 60 | 50 | 40 |

通過に 40 秒かかります．血液流量 60mL/分であれば 100 秒です．実際には，ヘモフィルター以外の回路容量もあります．たとえ抗凝固薬を十分に使用しても，血液は固まってもおかしくないと感じるのではないでしょうか．

> ナファモスタットの半減期が 8 分と非常に短いから回路の途中で凝固しやすいと説明されることがあります（厳密には消失半減期ではなく，抗凝固活性能力が半減するのが約 8 分です）．そもそも通過時間は 8 分よりはるかに短いです．
>
> 例えば，血管作動薬としてノルアドレナリンを持続投与します．ノルアドレナリンの半減期は 3 分程度と言われます．しかし，ノルアドレナリンを持続投与している際中において，半減期は関係ありません。ノルアドレナリンが突然ストップすれば，効果が急激に消え，患者は低血圧となります．ショット投与であればすぐに消えますが，持続投与はいわば補給が続いている状態です．半減期が短いとき，ショット投与時，あるいは，持続投与を止めたとき早く消失するのであって，持続投与のタイミングにおいて関係ありません．

## 安定的な CRRT 運転になぜ高血液流量が必要なのか？ ② 中空糸 1 本あたりの圧力

　1 万本を超える中空糸を束ねて封入したのがヘモフィルターです．血液浄化の効率を上げるためです．

　髪の毛よりわずかに太い中空糸を血液が通過するためには圧力が重要です．圧で無理やり通すのです．

　径に比して全長が長い形状がヘモフィルターのスタンダードです **図5a**．成人用の中空糸部分の長さは 28cm 以上あります．

　一方，中空糸を短くし本数を増加したヘモフィルター製品があります（エクセルフロー®，旭化成メディカル，**図5b**）．パッケージはずんぐりむっくりです．やや太い中空糸も採用されました．中空糸部分の長さは 22cm 程度です．

　ずんぐりむっくりであると，中空糸 1 本あたりの圧力が減る一方，血液の通過時間が短くなります．圧を分散し，本数で勝負する…悪くなさそうです．実際，エクセルフローのパンフレットには「中空糸・容器を太く短く設計することで圧力損失を抑制し，血球への刺激低減が期待されます」とありました．

　本製品は，詰まりづらいとされる PS（ポリスルホン）膜を採用します．日本の CRRT ヘモフィルター市場において PS 膜は最もシェアが高く，各社が発売します．他社の PS 膜，あるいは他の種類の膜製品に比して詰まりやすいのではないかという声が臨床工学技師を中心に少なからず報告されました[8-11]．

　ずんぐりむっくりとすると中空糸 1 本あたりの圧力（論文においては，血液線形速度と表現）が減るのですが，血液線形速度を高く保つことがヘモフィルター内の凝固血栓の回避の点において有用な可能性が示唆されました[8-11]．ずんぐりむっくりとなると，ヘモフィルターのヘッダー（上下の中空糸を束ねた部分）

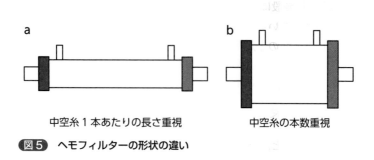

a　中空糸 1 本あたりの長さ重視　　　b　中空糸の本数重視

**図5**　ヘモフィルターの形状の違い

の面積・容量が大きくなるので，均等な血液の分配が難しくなり，あるいはヘッダー内の圧が不均一となり血栓ができやすくなることも関係するのでしょう．

　同社より，新たなヘモフィルター・キュアフロー A が出されました（2021 年認可）．ずんぐりむっくりから，他社と同じ縦長に変化しました．成人用製品はエクセルフローからキュアフローに切り替えられるようです．キュアフローのパンフレットに，エクセルフローに対しての改良ポイントとして 4 つの特徴が記されます．1 つ目は，中空糸内径が 225μm から 220μm に変更されたことにより「中空糸内径を細くし線速を向上」です．縦方向に長くなったことは書かれていないのですが，細く長くすることによる線速向上重視となったことがわかります．改良ポイントの 2～4 番は，ヘッダーの改良です．

　ずんぐりむっくりヘモフィルターは，図らずも血液流量の大きさの重要性を我々に示しました．

## 今や世界は血液流量 200mL/分が標準

　先に解説しましたが，2001～2002 年の調査[5] で，CRRT の血液流量の世界の平均は 150mL/分，最大値は 200mL/分でした．NEJM 誌に掲載された CRRT の総説（2012 年）[12] において，特に，CHF において回路の血栓対策として「過去において 100～150mL/分の血液流量が一般的であったが，今や，多くの臨床家は，血栓形成のリスクを減らすために 200～250mL/分を使用する」という文章があります．ヘモフィルター内の過度な血液濃縮を避けるために，特に CHF において高血液流量が重要です．また，総説の最後に，著者の具体的な CRRT の設定が recommendations として提示され，「私は CHDF を血液流量 200mL/分で開始する」とあります．低血液流量の定義は明確ではありませんが，「<150mL/分」とする論文が複数あります[7, 12]．

　近年，筆者所属施設において 150mL/分が標準血液流量です．主力のヘモフィルターが変更されているので以前と単純比較はできないのですが，ヘモフィルター LT（lifetime）の上限値である 48 時間達成はかなりあります．最近は，状況によって 200mL/時にチャレンジしています．

## もちろん脱血良好であることが大前提

　脱血が良好でないと，150mL/分どころか 100mL/分も難しいです．カテーテ

ルの挿入部位や深さが重要であり，トータルマネジメントができて初めて，150mL/分は可能です．

　また，「ヘモフィルターが早めに閉塞する．困った」「ヘモフィルターのヘッダーに血栓が目立つ」といった状況において，次回のヘモフィルターの CRRT 設定の血液流量が下げられることがあります．逆です．圧が重要であり，血液流量をむしろ上げなければなりません．もちろん，脱血良好であれば…という条件つきです．ただし，今にも閉塞しそうなヘモフィルターの血液流量を上げてはダメです．回路内圧が急上昇し，高圧アラームが作動し，ストップを繰り返すことになります．高圧アラーム作動を避けるためにむしろ血液流量を下げ，（中止時間を短くしたいのであれば）次の回路の組み立てを開始し，新ヘモフィルターの運転において血液流量を上げるのがセオリーです．

## 無凝固薬 CRRT においても…

　無凝固薬 CRRT は抗凝固薬を使用せずに行う CRRT です．

　脳出血などシリアスな出血性合併症がある状況で，CRRT を行わざるを得ないことがあり，無凝固薬 CRRT も視野に入ります．日本においては，無凝固薬 CRRT をあまり耳にしませんが，海外においては，時に行われます．先に紹介した世界の CRRT 調査[5]（調査年 2001～2002 年）ではナント 33.1％が抗凝固薬なしでした．ただし，海外においては活性半減期が短いクエン酸ナトリウムが抗凝固薬として，その後メジャーになったので状況は変わっているかもしれません．

　無凝固薬 CRRT 運転において，高血液流量が最重要です．脱血されたときから，刻々と血液は凝固傾向を深めます．一刻も早く，体に戻らなければなりません．回路を詰まらせないための圧としても高血液流量が重要です．無凝固薬透析において 30 分ごとに回路を生理食塩水 100mL でフラッシュというテクニックもありますが，1984 年の報告[13] であり，現代に通じるかはわかりません．

　筆者所属施設も無凝固薬 CRRT の経験に乏しく，無理に施行することは担当臨床工学技士の恐怖心も強いため，出血性合併症を危惧する症例に対して最小限のナファモスタット（10～20mg/時）と最大限の血液流量で行っています．

JCOPY 498-16662

**参考文献**

1) 小尾口邦彦. ER・ICU 診療を深める 2 リアル血液浄化 Ver.2. 中外医学社；2020.
2) 乳原善文, 監修. 上野智敏, 著. 〜至適透析を理解する〜血液透析処方ロジック. 中外医学社；2019. p.31.
3) 中　敏夫, 篠崎真紀, 篠崎正博. 持続血液浄化. 腎と透析. 2000；48：617-21.
4) 平澤博之. 私と血液浄化—思いつくままに. 日急性血浄化会誌. 2017；8：3-9.
5) Uchino S, Bellomo R, Morimatsu H, et al. Continuous renal replacement therapy: a worldwide practice survey. The beginning and ending supportive therapy for the kidney（B.E.S.T. kidney）investigators. Intensive Care Med. 2007; 33: 1563-70.
6) 根木茂雄, 是枝大輔, 重松　隆. 急性腎障害（AKI）に対する血液浄化療法—持続的腎代替療法を中心に. 日腎会誌. 2013；55：529-33.
7) Maynar Moliner J, Honore PM, Sánchez-Izquierdo Riera JA, et al. Handling continuous renal replacement therapy-related adverse effects in intensive care unit patients: the dialytrauma concept. Blood Purif. 2012; 34: 177-85.
8) 佐藤幸博, 金子修三, 柳澤克哉, 他. Polysulfone 膜を用いた Continuous renal replacement therapy（CRRT）施行中の, ヘモフィルター内の凝固血栓に関する検討 HEMOFEEL®SHG-1.0 と EXCELFLO®AEF-10 の比較. 日急性血浄化会誌. 2018；9：58-62.
9) 宮坂武寛, 王　博, 木下義祐, 他. 中空糸など設計変更された市販 PS 膜製持続緩徐式血液濾過器の性能. 日急性血浄化会誌. 2017；8：153-7.
10) 宮坂武寛, 上村沙矢香, 華岡里奈, 他. 持続緩徐式血液濾過器における中空糸閉塞状況の評価. 日急性血浄化会誌. 2014；5：66-71.
11) 宮坂武寛, 尾崎逸美, 奥田幸寛, 他. 新規持続緩除式血液濾過器 SHG の溶質除去能に関する基礎的検討. 日急性血浄化会誌. 2011；2：198-201.
12) Tolwani A. Continuous renal-replacement therapy for acute kidney injury. N Engl J Med. 2012; 367: 2505-14.
13) Sanders PW, Taylor H, Curtis JJ. Hemodialysis without anticoagulation. Am J Kidney Dis. 1985; 5: 32-5.

# CRRT と抗凝固薬

　成人用 CRRT 回路は全長 2m を超えます．体外循環回路は血液凝固との闘いです．

　抗凝固薬を適切に使えるかは非常に重要ですが，あまり関心が払われていないのではないでしょうか．

## CRRT に使用する抗凝固薬

　現実的な選択肢は 3 薬剤（未分画ヘパリン，ナファモスタット，アルガトロバン）と無凝固薬血液浄化療法（➡ p.26）があります．

　多くの成書に，低分子ヘパリンが書かれています．確かに低分子ヘパリンの出血リスクは未分画ヘパリンより少ないものの，半減期が 3~4 時間程度と比較的長いです．APTT（activated partial thronboplastin time：活性化部分トロンボプラスチン時間）が延長しないため凝固モニタリングができません．DOAC（direct oral anticoagulant：直接経口抗凝固薬）も同様ですが，例えば，深部静脈血栓症（deep vein thrombosis：DVT）の予防や治療に使うとき，「モニタリングが不要」とも言えますが「モニタリングができない」とも言えます．いかなる抗凝固薬であっても，薬効に相当な個人差があります．よって，CRRT を初めとする体外循環は，凝固モニタリングなしで運転は不可能です．低分子ヘパリンを CRRT の運転に使用する施設は稀なのではないでしょうか．

　海外においては，この 10 年で，一気にクエン酸ナトリウムが主流となりました．ヘパリンと比較して出血性合併症が減少し，ヘモフィルター寿命が延びるとされます．やはり日本の成書で紹介されることが多いのですが，クエン酸ナトリウムであるので，ナトリウムを減量した透析液・ろ過液が必要です．日本には CRRT 用クエン酸も，クエン酸を抗凝固薬として使用するときのための透析液・ろ過液も販売されていないので，体外循環用抗凝固薬としてのクエン酸を語る意

JCOPY 498-16662

義は少ないです.

# 未分画ヘパリン（分子量 5,000〜20,000）

　未分画ヘパリンは今も体外循環の抗凝固療法の中心に位置します．開心術時の体外循環・ECMO運転においては，第一選択です．人工肺を含む大型回路に対して過不足なく抗凝固療法を行うには，未分画ヘパリンが今も優秀なのです．抗凝固作用をプロタミンによってリバースできることも利点です.

　日常的に使われる未分画ヘパリンは，扱いが難しい薬でもあります．難しさを理解し使いこなしたいです.

● **体外循環開始時にボーラス投与が必要**　ヘパリンを持続注入で開始すると，定常状態に達するのに1〜2時間かかります．体外循環回路，特にCRRTであればヘモフィルター，ECMOであれば人工肺の急激な血栓閉塞を避けるために，運転開始直前の3,000〜5,000単位程度のボーラス投与が必須です．添付文書に，「透析開始に先だって，1,000〜3,000単位」「人工心肺灌流時には，150〜300単位/kg」とあります.

● **個人差が著しいヘパリンの効果発揮**　ヘパリンの抗凝固作用は恐ろしく個人差が大きいです．例えば，深部静脈血栓症（DVT）対策としてヘパリン10,000単位/日程度が標準量ですが，実際には，APTTが全く変動しない患者は多いです．さらに15,000単位/日，あるいは20,000単位/日としてもAPTTは全く変動せず…というシーンは珍しくありません．ヘパリン35,000単位/日を超えてもAPTTの延長が1.5倍以下であるとき，ヘパリン抵抗性があると表現します．個人差が著しい薬の制御は簡単ではありません．「DVTは対策をしたという事実が大切であり，ヘパリンによってAPTTの延長が得られていなくても関心を払われないことがある」のに対して，「CRRTは抗凝固治療がうまくいかないと回路閉塞という答えがすぐに出る」と言えるかもしれません.

● **ヘパリン起因性血小板減少症**（heparin-induced thrombocytopenia：HIT）HITはヘパリン投与患者の数％に発症すると言われます．ヘパリンはICUにおいても頻用されており，年間1,000人患者が入室するICUであれば，50人がHITを発症してもおかしくなく，実際，筆者は少なからず経験しました．HITによる血小板数減少をDIC（disseminated intravascular coagulation, 播種性血管内凝固症候群）と誤診するケースも多そうです．HITは，HITを想起しないと見逃されやすいです．そして，血小板数減少の問題と捉え，血小板輸血で

対応されがちです.

　HIT の本質は，ヘパリンにより血小板が活性化され，全身の動静脈塞栓症状を起こすことです. 脳梗塞も起こし得ます. 塞栓の原料は血小板であるので，血小板輸血は禁忌です. また，血小板数が少ないわりに，皮下出血など出血症状の合併が少ないことも特徴です. 血小板数＜2万/μL は稀であるので，例えば「血小板数 1.2万/μL か. HIT らしくないな」といった推論も重要です.

　HIT を疑えば，ヘパリンを止めなければなりません. 動脈圧測定ラインのための加圧バッグの生理食塩水に加注されたヘパリン，ヘパリンコーティングカテーテルなども全てやめなければなりません. HIT 抗体の検出により確定的となります. ただし，HIT の臨床症状を有しない HIT 抗体陽性患者は，HIT 患者の数倍いると言われており，HIT 抗体陽性だけで HIT と診断すると過剰診断につながります. 迅速な臨床診断のための 4Ts スコア[1] が有名です.

　「頻回な CRRT 回路の閉塞は HIT を示唆する」は，血液浄化療法業界で知られる諺です.

## ナファモスタット[2]（分子量 539）

　1980年代，ナファモスタットはタンパク分解酵素阻害作用をもつので急性膵炎の薬として鳥居薬品により開発されました. 急性膵炎は膵臓が放出する消化酵素により自己融解する病態であり，消化酵素のブロックを目指します. 本来消化管（十二指腸）に放出されるべき酵素が，膵炎においては血液をめぐるので，それのブロックも目指しました. さらに，DIC 薬としての保険適用もとりました. 選択的に酵素をブロックするのではなく，凝固系酵素と線溶系酵素の両者を全般的にブロックすることを利用しました.

　同社の目のつけどころが良かったのは，凝固系酵素を阻止する性質を利用し，体外循環回路の抗凝固薬としての保険適用をとりモニターできるようにしたことです. 従来，ヘパリンの抗凝固作用のモニターとして ACT（activated clotting time：活性化凝固時間）がありました. ヘパリンの ACT 測定カートリッジ内活性化剤のカオリンがナファモスタットを吸着するため，当初，ナファモスタットの ACT 測定はできませんでした. 同社は代わりにナファモスタットに吸着されないセライトを利用して，ACT 測定カートリッジを開発しました. 医療機関にすでにあるヘパリン用 ACT 測定装置を用いてナファモスタット使用時の ACT 測定を可能としました. ナファモスタットは血液浄化療法用の抗凝固

JCOPY 498-16662

薬という広大なマーケットを手に入れました．

　ナファモスタットは日本と韓国のみで使用されます．良く言えば「日本独自の」，悪く言えば「ほぼ日本にしかない」治療が急性膵炎・DIC・血液浄化療法に生じました．2019年4月，鳥居薬品はフサン ®（ナファモスタットの先発品）の製造・販売権を日医工に移管しました．時の流れを感じます．

## ナファモスタットの副作用 [2]

　● **アナフィラキシー**　ナファモスタットはアナフィラキシー・アナフィラキシー様反応が少なくないとされる薬剤です．ジェネリック製品が多数あるのですが，アナフィラキシーを起こしやすい製品が一部あると噂されます．血液浄化療法の開始に伴って血圧が低下すると，患者状態の悪化や除水の影響を考えがちですがナファモスタットの関与も考えなければなりません．

　● **高カリウム血症**　発生率は膵炎0.19%，DIC 4.53%，血液体外循環時の凝固防止目的時0.02%（フサン添付文書）とそれほど多くはないはずです．が，たまに，しかし確実にあります．高カリウム血症が起こる機序として腎遠位尿細管を中心に語られることが多く，腎尿細管 $Na^+$-$K^+$ ATPase 活性の抑制など諸説あり，すべて尿へのカリウム排泄の抑制を原因としています．それであれば，無尿の腎不全患者は関係ないはずです．しかし，無尿患者における報告は散見され筆者も数例経験しました．HD ほどではありませんが CRRT はカリウム除去装置として優秀であり，CRRT を用いても血清カリウム値が上昇するとき，輸血・広範囲の筋肉や肝臓などの壊死などの影響に加えて，ナファモスタットが原因である可能性を考え除外するのがセオリーです．

　● **顆粒球減少症**

## ナファモスタット都市伝説 [2]

　まことしやかに語られるナファモスタット都市伝説があります．

　① ナファモスタットは分子量が小さく，CRRT 回路を通る間にほぼすべて除去される

　フサン医薬品インタビューフォーム（第6版，2019年）において「体外循環回路内の血中濃度は，透析器前で最も高く，透析器より約40%が透析された」とあります．本書の随所で触れたように，CRRT のクリアランス能力は HD よりはるかに低いです．HD で40%なのであれば，CRRT によるナファモスタット除去はそれより相当低いはずです．よって，ほぼ抜けません．吸着原理による

除去については，後述します．

　② ナファモスタットは半減期が約 8 分と短い．よって，抗凝固作用をほぼ透析回路内に限局させることができる

　ナファモスタットの半減期は 8 分と解説されることが多いです．「透析終了と同時にフサン持続注入を中止したところ血液中のフサンが 15 分後に消失したので，半減期が 5〜8 分とされた」であり，厳密な意味での半減期ではありません．また，薬剤の半減期といってもワンショット投与時の α 相（1.1 分）と，持続投与時の β 相（23.1 分）があります（インタビューフォーム）．

　当然，持続投与中は β 相で考えなければなりません．CRRT において，血液が回路を通過するのはせいぜい 1〜2 分です．よって，半減期による消失など考える必要はありません．

　「ナファモスタットであれば抗凝固作用を回路に限局」は多くの成書に書かれますが，根拠に乏しいです．CRRT 回路下流から採血し，APTT・ACT の目標下限を目指せば，それに近い運転ができます（後述）．

　もちろん，出血性合併症などが発見されたとき，ナファモスタットをストップすると持続投与ではなくなるので，α 相の概念で血液から消失します．ナファモスタットを止めれば速やかに抗凝固作用を消失するという意味において，安心感があります．また，ナファモスタットはヘパリンに比して出血性合併症の発生が少ない，あるいは出血をコントロールしやすいのは，凝固系酵素だけではなく線溶系酵素もブロックすることが関係するかもしれません．

# CRRT の抗凝固薬
# 未分画ヘパリン or ナファモスタット？

　筆者は，医療コストや，多くの重症患者の深部静脈血栓症予防対策としてヘパリンが重視されることとあわせて，CRRT 運転のための抗凝固薬として未分画ヘパリンを重視した時期がありました．かつて，クレイジーと言えるほどナファモスタットの薬価が高かったことも関係します（➡ p.130）．また，ナファモスタットの保険制限は 30mg/時とされ，30mg/時で抗凝固作用が不十分であるとき未分画ヘパリンの併用が一般的でした．筆者も一時期それを実践しました．

　しかし，未分画ヘパリンの著しい個人間の効果発現の差，暴落と言えるナファモスタット薬価の低下，未分画ヘパリンに比してナファモスタットによる CRRT 回路寿命延長といった報告[3] があることなどから改心し，現在，CRRT

JCOPY 498-16662

の抗凝固薬としてはナファモスタット一択となりました．

　ナファモスタットの保険制限は 30mg/時とされますが，DPC 制度において保険制限という言葉は微妙です（➡ p.124）．筆者の実感として，ナファモスタット流量 30mg/時にこだわらず，40～50mg/時とすると，明らかにヘモフィルター閉塞に悩まされることが減りました．

## アルガトロバン（分子量 527）

　血液凝固過程の中心に位置するのがトロンビンであり，アルガトロバンは日本で開発されたトロンビン阻害薬です．アンチトロンビンに依存せず活性を発揮します．日本においては脳梗塞の治療薬としてアルガトロバンは知られます．アンチトロンビン欠乏患者や HIT 患者における血液体外循環時の灌流血液の凝固防止の保険適用もあります．海外においては，脳梗塞への適用はなく，後者の適用のみです．HIT が疑われる患者の体外循環回路運転のために，以前，ナファモスタットを使用することがありましたが（ただしエビデンスなし），現在はアルガトロバンを使用します．DIC の本態はトロンビンの過剰産生であるので，アルガトロバンは DIC の適用をとるための治験も行われましたが，不調に終わりました．

　アルガトロバンの投与開始量は，日本の添付文書において 0.7μg/kg/分（肝機能障害時 0.2μg/kg/分），アメリカの添付文書において 2.0μg/kg/分と書かれ，かなり異なります．海外の設定で大出血の合併は 0～10％と報告されたため，日本において低く設定されました．一般的に，0.7μg/kg/分の半量程度で始める医療者が多いです．肝胆系に排泄されるので，腎障害合併時の減量の必要はありませんが，肝障害合併時は相当な減量を必要とします[4]．

　アルガトロバンの半減期は 40～50 分とされ，中止してから薬効が切れるまで 3 時間程度かかります．拮抗薬はなく，出血リスクが高い患者において，開始投与量を慎重に設定せざるを得ません．

　アルガトロバンの抗凝固作用は強烈であり，APTT でモニタリングするのですが，APTT と PT は同程度延長します．アルガトロバンは，先発品（ノバスタン®，スロンノン®）に比して，一部ジェネリック製品の PT 延長効果は強い可能性を指摘されていることにも注意が必要です[4]．アルガトロバンから，PT-INR（pronthorombin time-international normalized ratio：プロトロンビン時間国際標準比）を指標とするワルファリンにスイッチするときも注意です．

アルガトロバンをオフとすると PT-INR は大きく減少することを計算に入れなければなりません.

# APTT・ACT 測定のための採血部位

CRRT 回路閉塞を回避するためには,CRRT 回路の下流まで抗凝固薬の作用が保たれていることが重要です. 抗凝固薬の作用は血液が回路を進むにつれて少しずつ減弱します. よって,以前は,CRRT 回路の下流回路にある孔(アクセスポート)からの採血が推奨されることがありました.

出血リスクを減らすためには,下流回路のアクセスポートから採血し,APTT・ACT の目標下限を目指せば,CRRT 回路に限局した凝固効果を期待できます.

ただし,筆者所属施設や知人の施設で,アクセスポートからのこだわりの採血という話は全く聞かなくなりました. 動脈圧測定ルート(A-line)からの採血が一般的です. 動脈血は,当然,体内の血液であり,動脈血をモニターしAPTT・ACT の延長を目指すのであれば体内血液を評価しているのであり,「ナファモスタットは抗凝固作用をほぼ透析回路内に限局させることができる」わけがありません.

## CRRT 運転における信頼度は APTT＞ACT[2] 表1

体外回路循環時,APTT は 1.5〜2.5 倍程度,ACT は 200〜250 秒程度を目指すのが一般的です. CRRT 運転目的のナファモスタットであれば固定濃度管理をする一部施設があるようです.

「ACT は十分延長しているのに CRRT ヘモフィルターがすぐに閉塞. APTTをチェックするとほぼ延長せず正常値」という経験はないでしょうか. 筆者は頻回に経験します. 実際,ACT と APTT の関係を示すグラフを示し「ACT とAPTT の相関関係は少ない」とする記載を最近よくみかけます. 「ACT とAPTT の相関関係が少ない」はおそらく言い過ぎであり 図1 ,「多くの患者血液において ACT と APTT の相関関係がみられるが,一部の患者において全く相関関係を示さない」と考えます.

- ACT と APTT の双方を検査し,APTT を基本的に信用する. ACT は参考値としてみる.
- 経過の中で ACT と APTT の相関関係がありそうであれば「この患者さん

JCOPY 498-16662

**表1** ヘパリン投与量とACT・APTTの信頼性

| ヘパリン投与量 | ACTの目安(秒) | 目的 | 信頼性 |
|---|---|---|---|
| 低用量 | ～300 | 透析・CRRT運転・ECMO運転・肺塞栓治療・DVTなど血栓予防 | APTT≫ACT |
| 高用量 | 400～ | 心臓手術・冠動脈インターベンション | ACT≫APTT |

文献4より引用

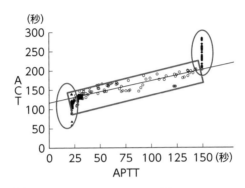

**図1** APTTとACTの相関関係
多くの患者においては相関関係があるが（灰色の枠），一部（相当数）の患者においては全くない（赤色の枠）
文献5より引用

のACTは使えそう!!」と判断する.
が筆者の姿勢です.

# ナファモスタットを吸着するヘモフィルター [2]

　2014年，ハイドロゲルとよばれる非常に親水性の高いAN69ST膜を使用したCRRT用ヘモフィルター・セプザイリス®（バクスター）が登場しました.「サイトカインを吸着除去し，病態の改善をはかることを目的」（セプザイリス添付文書）とし，重症敗血症・敗血症性ショックを保険適用に明記した世界初のヘモフィルターです（急性腎不全に対しての保険適用も有します）. 中空糸に使用する半透膜は膜孔を通常もちますが，孔がないのに水分が通過するハイドロゲル膜がサイトカインを吸着するとされました. 筆者は「世界初の適用をもつヘモフィ

ルターとはどのように認可されたのだろう」と興味をもちました [6, 7].

　筆者は，セプザイリス発売当初かなり使用し，「透水性が良い膜であるはずなのに…結構すぐに閉塞する」感想を抱きました．そのような評判は，まもなく業界内で共有されました．認可に結びついた試験 [8] を主導した医師自身が「治験の際と最も異なったのは，静脈側のチャンバーが凝固してしまうことであった」「ナファモスタットメシル酸塩の投与量を増加させても，返血側および動脈血のACTがあまり変化しないことから，実際はかなりの量のナファモスタットメシル酸塩が，セプザイリスに吸着されていると考えられ，これらが影響しているものと考えられた」と語っています [9].

　AN69ST膜は陰性荷電を帯びる膜であり，陽性荷電物質を吸着します．多くの炎症性サイトカインは陽性荷電を帯び，ナファモスタットも強い陽性電荷を帯びます．AN69ST膜ヘモフィルターを通過するにつれてナファモスタットが大量に吸着され，ヘモフィルターの下流回路で抗凝固作用が失われ閉塞したと推理されました [10].

　ナファモスタットをヘモフィルター上流だけでなく，下流からも投与する分割投与が試みられました．前後分割投与が有効であったとする報告も，無効であったとする報告もあります．いずれの報告も，ナファモスタットの総投与量はいわゆる保険制限量である30mg/時でした．セプザイリス以外のヘモフィルターでも，30mg/時はヘモフィルター閉塞を防ぐ十分な流量とはいえません（→p.131）「保険制限量」に懐疑心をもつ筆者は，ヘモフィルター上流から30mg/時以上で投与，下流においても5mg/時といった投与をすべきであったと考えます．

　ナファモスタットは，配合禁忌薬剤が多く単独で投与するのが原則です．溶解薬の濃度が濃いと析出（結晶化）しやすいです．決して扱いやすい薬剤ではありません．先の前後分割投与においても，ナファモスタットをヘモフィルター後に高濃度で投与すると析出し，下流回路閉塞の原因となることが報告されます．追加ナファモスタット濃度はせいぜい5〜10mg/時とせざるを得ません．

## ヘモフィルターの膜面積は大きければ大きいほど良いのか

　セプザイリスのナファモスタットの吸着能力は抜群であり，おそらく炎症性サイトカインも相当量が吸着されるであろうことは想像に難くありません．一般論として，CRRT効率の律速段階は，血液浄化液流量であり，血液流量・膜面積の効率への寄与は少ないです．成人であれば膜面積$1.0m^2$程度あれば十分です．

**表2** セプザイリスの膜面積と容量

| | 膜面積（m$^2$） | 血液側容量（mL） |
|---|---|---|
| セプザイリス 60 | 0.6 | 47 |
| セプザイリス 100 | 1.0 | 69 |
| セプザイリス 150 | 1.5 | 107 |

セプザイリス 60 は体重 11kg 以上，100 と 150 は 30kg 以上において使用.

　一方，吸着原理により，多くのサイトカイン吸着を目指すのであれば（吸着原理を重視するのであれば），膜面積は大きければ大きいほど良いと考えがちです.

### 大膜面積が有利な点
　膜面積が大きいほど，吸着される物質は増えます. また，膜がサイトカインなどにより飽和する時点がある可能性がありますが，飽和に至る時間が長い可能性があります.

### 大膜面積が不利な点
- 面積が大きくなると，ヘモフィルターの容量が大きくなります. セプザイリス 150 はセプザイリス 100 の約 1.55 倍の血液側容量があります **表2**. 同一血液流量 $Q_B$ であれば通過時間は 1.55 倍かかることを意味します. 血液凝固を避けるためには通過時間が短いほど有利です.
- 泥により詰まりかけのホースを詰まらせたくないとき，水の量を減らすでしょうか？　水の量を増やしますよね. 膜面積が大きい⇒中空糸の本数が多い⇒同一血液流量であれば1本あたりの血液流量が少ない⇒詰まりやすくなります.
- セプザイリスの AN69ST 膜はナファモスタットの吸着能が極めて高いです. 膜面積が大きければナファモスタットの吸着量が多くなり抗凝固能が大幅に落ちる可能性があります.

　このように，膜面積が大きければ好ましいといえるほど単純ではありません. 以下のようにセプザイリス 150 において必ずしも有利ではない報告や血液流量 $Q_B$ を重視する報告があります.
- セプザイリス 100（膜面積 1.0m$^2$）とセプザイリス 150（膜面積 1.5m$^2$）のサイトカイン（IL-6）のクリアランスを比較したところほぼ同じであっ

たが，膜・回路トラブルはセプザイリス150において圧倒的に多かった（セプザイリス100 0/8例，セプザイリス150 3/7例）[11].

- 膜面積 1.5m$^2$ セプザイリスにおいて血液流量 120mL/分 vs 80mL/分を比較すると，フィルター寿命が平均 38.3 時間 vs 25.1 時間と，血液流量 120mL/分群において有意にヘモフィルター寿命が延びた [12].

結局，血液浄化療法はさまざまなファクターの影響を受けます．トータルの効率の上昇を目指さなければなりません．単純に，「膜面積が大きければサイトカインの吸着能力が上がりそう！」と期待し膜面積が大きいヘモフィルターを選択しても，短時間でヘモフィルターが閉塞するのでは意味がありません．

真の CRRT の効率は，単位時間の効率×運転時間です．

セプザイリスの膜面積 1.5m$^2$ より 1.0m$^2$ のほうが良いと結論が出たわけではありません．先のセプザイリスの論文 [11] の著者の 1 人である筆者知人の臨床工学技士は，「吸着原理を重視するので，最近は 1.5m$^2$ を選択します．大容量ヘモフィルターを安定的に運転するために血液流量 150mL/分にチャレンジしています．そのために血液浄化用カテーテルの選択・管理にもこだわります」と言います．彼はヘモフィルターによるサイトカイン吸着を重視する立場，筆者は重視しない立場と違いがありますが，ヘモフィルターによるサイトカイン吸着を重視するというのであれば，彼のように総合的なマネジメントを意識し CRRT に向き合うべきと考えます．

**参考文献**
1) Pouplard C, Gueret P, Fouassier M, et al. Prospective evaluation of the '4Ts' score and particle gel immunoassay specific to heparin/PF4 for the diagnosis of heparin-induced thrombocytopenia. J Thromb Haemost. 2007; 5: 1373-9.
2) 小尾口邦彦. ER・ICU 診療を深める 2 リアル血液浄化 Ver.2. 中外医学社; 2020.
3) 北脇大博, 内野滋彦, 上岡栄司, 他. 持続腎臓代替療法中の抗凝固薬としてのメシル酸ナファモスタットと低用量ヘパリンの比較. 日集中医誌. 2007; 14: 563-9.
4) 松尾武文. ヘパリン起因性血小板減少症（HIT）のアルガトロバン治療による出血リスクとその適正使用. 血栓止血誌. 2010; 21: 412-3.
5) Bowers J, Ferguson JJ 3rd. The use of activated clotting times to monitor heparin therapy during and after interventional procedures. Clin Cardiol. 1994; 17: 357-61.
6) 浅野健吾, 内野滋彦. AN69ST（セプザイリス®）とは何か？. 日外感染症会誌. 2018; 15: 238-41.
7) 小尾口邦彦. 集中治療における日本独自治療の国内認可試験. 日集中医誌. 2023; 30: 163-9. https://www.jstage.jst.go.jp/article/jsicm/30/3/30_30_163/_pdf/-char/ja

**JCOPY** 498-16662

（最終閲覧 2023 年 10 月 9 日）

8）Shiga H, Hirasawa H, Nishida O, et al. Continuous hemodiafiltration with a cytokine-adsorbing hemofilter in patients with septic shock: a preliminary report. Blood Purif. 2014; 38: 211-8.

9）志賀英敏，平澤博之．新しい cytokine-adsorbing hemofilter（セプザイリス®, SepXiris® : AN69ST）—CHDF 使用経験．日透析医会誌．2015; 30: 134-8.

10）Hirayama T, Nosaka N, Okawa Y, et al. AN69ST membranes adsorb nafamostat mesylate and affect the management of anticoagulant therapy: a retrospective study. J Intensive Care. 2017; 5: 46.

11）千野有紀子，中ノ内恒如，岡崎哲也，他．AN69ST 膜ヘモフィルターの膜面積における吸着性能の比較．日急性血浄化会誌．2017; 8: 132-6.

12）坂下浩太，塚本　功，土屋陽平，他．CBP における膜面積 1.5m$^2$ の AN69ST 膜を使用した際の Qb の違いは回路寿命に影響を与えるか．日血浄化技学会誌．2017; 25: 71-3.

# 中心静脈カテーテル・
# 血液浄化用カテーテルに関する tips

　ICU において行われる血液浄化療法において，血液浄化用カテーテルは欠かせません．血液浄化用カテーテルは中心静脈カテーテルの一種です．そして，脱水により極度に血管径が細くても，あるいは血管がガチガチであっても血液浄化をせざるを得ないシーンはあり得ます．本章において，筆者が「意外に理解されていない」「実践に役立つ」と考えることを整理します[1]．また本章においては，中心静脈カテーテル・血液浄化用カテーテルの両方を扱います．

　2017 年，日本医療安全調査機構が「中心静脈穿刺合併症に係る死亡の分析―第 1 報」[2] を出しました．医療事故調査制度開始後収集されたデータの分析第 1 号でした．筆者は熟読し，勉強になりました．2023 年 3 月，「中心静脈カテーテル挿入・抜去に係る死亡事例の分析―第 2 報（改訂版）」[3] が発表されました．微妙にタイトルが違うのは，後者において挿入作業をしたが中断したケースやカテーテル抜去による合併症にも注目したからです．読者はぜひ目を通してください．本章において，同報告から得た学びも紹介します．一部は批判的に紹介します．

　血管撮影室など透視下での中心静脈確保が推奨されますが，多くの施設では現実的ではありません．本章においては非透視下での作業を前提とします．

## ガイドワイヤー先端形状

　まず，ガイドワイヤーを掘り下げてみましょう[1]．

　ガイドワイヤー先端形状には，J型・アングル型・ストレート型があります 図1 ．アングル型はJ型とストレート型の中間です（ただし，性質はストレート型に近いです 表1 ）．

　成人用血液浄化用カテーテルにセットされるのは 18G 穿刺針を通る太い J 型ガイドワイヤーが大半です．

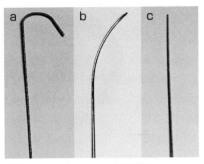

**図1** ガイドワイヤー先端形状
a) J型, b) アングル型, c) ストレート型

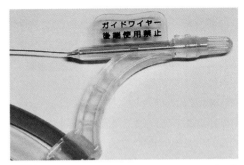

**図2** レガフォース EX ガイドワイヤー（テルモ）はストレイトナーに後端使用禁止が明記される

**表1** ガイドワイヤー先端形状による長所と短所

| 先端形状 | 長所 | 短所 |
|---|---|---|
| ストレート型 | ・先端が外筒や金属針出口から出た直後，直進する<br>・細い血管に向く | ・蛇行する血管において血管壁に先端が刺さりやすい<br>・血管の細い枝に入るリスクが高い |
| J型 | ・蛇行する血管内を安全に進みやすい<br>・血管の細い枝に入りづらい | ・先端が外筒や金属針出口から出た直後，角度をもって進む<br>・細い血管に向かない |
| アングル型 | ストレート型に近い性質をもつ | |

文献1より引用

　アングル型は，中心静脈カテーテルの 22G といった細い穿刺針にセットされることが多いです．22G となると，技術的に J 型の製造は難しくなるからです．20G 製品においては，J型・アングル型両方がラインナップされる製品があります．

　また，多くの J 型やアングル型のガイドワイヤーの末端部分はストレート型です．ただし，この末端部分をストレート型として使用して良い製品と，使用不可の製品 **図2** があることに注意が必要です．

# J型がポピュラーである理由 **図3** **表1**

　比較的太い目標静脈内にガイドワイヤー先端を無事挿入できたとします．

　非透視下であれば，ガイドワイヤーを盲目的に進めざるを得ません．ストレート型であれば，血管の枝に迷入するリスクが相当あります **図3a** ．例えば，大

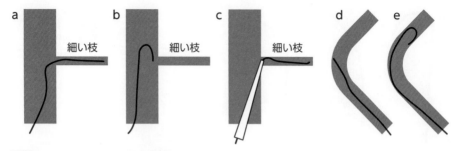

**図3** ガイドワイヤー先端と血管の関係性

腿静脈アプローチであれば，対側の大腿静脈に入ることもあります．細い枝に入ることもあります．ガイドワイヤーの抵抗を感じることで，「迷入したのでは？」と感じることはあり，筆者は一旦，ガイドワイヤーを浅くしやり直します．ただし，迷入しても常に抵抗があるとは限りません．

J型であれば，J部分の大きさがあるがゆえに，細い枝や横方向の枝に入りづらいです **図3b**．直進性が高いと表現します．アングル型はストレイト型に近い性質です．

細い枝にガイドワイヤーが入ると，カテーテルが細い血管に留置されることになります．細い血管に高浸透圧の輸液がなされると，血管が破綻します．もっと怖いのは，細い枝が，皮膚挿入部近くにあるときです．ダイレーターが細い枝を直撃するときがあります．ダイレーターの素材は比較的硬く，太いため，血管を大きく損傷するリスクがあります **図3c**．

また，特に高齢者において，血管の蛇行は珍しくありませんが，J型のほうが蛇行血管の中の走行性が良いです **図3de**

## J型の最大の欠点

ガイドワイヤー先端を直線状にし，血管留置針外筒（プラスチックカニューラ針外筒）や金属針への挿入を容易とするための容器をストレイトナー（straightener）といいます．カテーテルキット内でガイドワイヤーを格納するアレです．ストレイトナーからJ形が出るシーンを観察してみましょう．跳ねるように出現し **図4a**，さらに進めると丸みを帯びます．

42

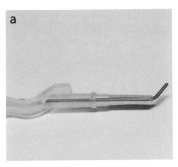
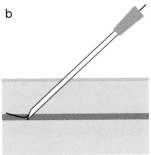

**図4** J型先端の性質と欠点

　血管留置針外筒や金属針からJ型の先端が出るときも同じです．脱水時，あるいは細い血管にガイドワイヤーを入れようとするとき，J型先端と血管壁が干渉することは珍しくありません **図4b**．ガイドワイヤー挿入に難渋します．

　新生児や乳児対象のカテーテルを扱う医師は，ストレート型を好みます．極細血管にガイドワイヤーを入れるのに，ガイドワイヤー先端が「跳ねる」と勝負にならないからです．

　整理しましょう．

> J型 ⇒ 血管内を進むとき直進性が高い ⇒ 血管確保後に向く
> ストレート型 ⇒ 血管確保時に直進性が高い ⇒ 血管確保時に向く

# J型とストレート型の特性を理解し使いこなす!!

　敗血症性ショック患者の頸静脈をエコーで観察すると，座布団のようにぺちゃんこであることがあります．時間的余裕があるなら，まずは1L程度，細胞外液や生理食塩水を急速注入してから，中心静脈カテーテルや血液浄化用カテーテル確保作業に入るべきです．血管内脱水時のカテーテル確保は，相当経験がないと難しいです．経験があっても難しいです．合併症につながりかねません．

　実臨床において，血管内脱水であってもチャレンジせざるを得ないことはあります．そういった状況で決め手となるかもしれないテクニックです．

　血管確保時点においては，J型やアングル型ガイドワイヤーの「お尻」のストレート型を利用します．先に述べたように，J型より「素直に」進む可能性が高

いです．

　ガイドワイヤーが血管内に入ったことをエコーで確認すれば，ガイドワイヤーを軸に，血管留置針外筒を根本まで挿入します．次に，一旦，ガイドワイヤーを抜き，外筒にシリンジをつないで逆血があるかを確認します．逆血があれば，J型を先頭にしてガイドワイヤーを入れ直し，進めます．

## 血管留置針 or 金属針？

　多くの中心静脈カテーテルや血液浄化用カテーテルは，血管確保のための血管留置針と金属針がセットされています．ただし，海外工場で梱包された血液浄化用カテーテル製品（≒海外メーカー製品）は金属針のみセットされることが増えました．例えば，血液浄化用カテーテルとして人気があるパワートリアライシス®（BD）は，金属針のみセットされます．

　カテーテルの扱いに慣れ，金属針を好む医師はいます．金属針先端を血管内に入れ，血液のリターンがあるところでガイドワイヤーをスムーズに挿入し，金属針を抜き，ダイレーターを入れて…鮮やかです!!　金属針は皮膚や血管壁を通過しやすい点で好まれます．穿刺力が小さいと表現します．小さいとは抵抗が少ないということです．「切れ味が良い」わけです．抵抗の少なさが好まれる理由は後述します．

　一方で，「（一般的な医師は）金属針を絶対に利用してはならない．血管留置針を使用すべきである」と考えるエキスパートは少なくありません．なぜか考えてみましょう．

　多くのガイドワイヤーは，内芯（金属）に金属コイルを巻きつけた構造です 図5．巻きつけることでスプリングの役割を果たします．ガイドワイヤーをうまく挿入できないとき，皮下や血管内をうまく走行できないとき，ガイドワイヤーに「折れ目」が容易にできます．内芯が曲がるからです．ひどい場合にはワイヤーが反転します．キンク現象とよびます 図6a．やり直すために金属針から，ガイドワイヤーを抜こうとすると，この折れ目に金属針が食い込みます（ロッキング）図6b．金属針は鋭利なので，無理をすると，ガイドワイヤー切断⇒体内異物となりかねません．切断したガイドワイヤーの回収は非常に難しいです．そして一旦，ロッキングを起こすとリカバーは難しいです．ガイドワイヤー先端は血管内に入っていても使用をあきらめ，金属針とガイドワイヤーを一体として抜かなければなりません．

JCOPY 498-16662

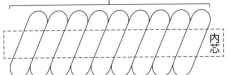

金属内芯に巻きつけられた外側コイル

内芯

**図5　ガイドワイヤーの基本構造**
中心静脈カテーテルや血液浄化用カテーテルに付属する一般的なガイドワイヤーの構造

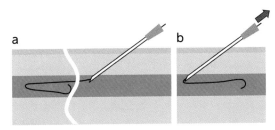

**図6　金属針とガイドワイヤーのトラブル**
a) キンク現象, b) ロッキング

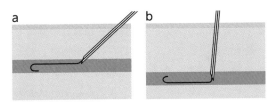

**図7　刺入角度が大きい金属針はロッキングを起こしやすい**

　金属針と血管のなす角度が小さければロッキングのリスクは減ります **図7a**. 肥満患者などでは皮膚に立てるように穿刺針を挿入せざるを得ないことはありますが, 角度が大きくなると相当な注意が必要です **図7b**. 金属針にガイドワイヤーを挿入後, ワイヤーの先端が血管内にあるか確信をもてなかったとします. ガイドワイヤーを一旦抜こうとすると, 高率でロッキングが起こります **図6b**. 単純な角度の問題だけではなく, ガイドワイヤーは角度をもつと, コイルの外側に隙間ができるからです.

　金属針を用いるのであればルールを守らなければなりません.

- 金属針内にガイドワイヤーを進める，ガイドワイヤーから金属針を抜く動作⇒ OK
- 金属針からガイドワイヤーを抜く動作⇒ 禁忌までではないが，慎重に行い抵抗がある場合は無理をしない．抵抗があれば，ほぼ間違いなくロッキングです 図6b ．

素材がプラスチックである血管留置針の外筒であれば，ガイドワイヤー離断にまで至る可能性は低く，外筒からガイドワイヤーを抜く動作も可能であることが多いです．

## 親水性コーティングガイドワイヤーは特に注意が必要

　親水性コーティングガイドワイヤーはロッキングを起こしやすく，あるいはコーティングが金属針により削られて体内に脱落するリスクがあるので金属針との併用は禁忌とするものもあります 図8a （多くのガイドワイヤーの添付文書に明記されます）．親水性コーティングガイドワイヤーは循環器疾患のカテーテル検査や治療用のみならず（よって，循環器専門医がカテーテル治療においてガイドワイヤーを挿入する作業に金属針を使っている姿を筆者はみたことがありません），PICC（peripherally inserted central venous catheter）などに採用されており注意が必要です．ロッキングは血管留置針の外筒でも起こり得ます．ガイドワイヤー製造においてコイルの巻きつけを斜めにして，金属針が食い込んだときの抵抗を減らしロッキングを起こりづらくしているPICC製品（Argyle™ PICC キット，カーディナルヘルス社）があります 図8b ．

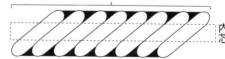

a
外部：親水性コーティング
芯線：強度の強い金属（Ni-Ti 合金）

b
金属内芯に巻きつけられた外側コイル
内芯

図8 　親水性コーティングガイドワイヤーの構造
a）親水性コーティングされたガイドワイヤーの一般的な構造
b）コイルを斜めに巻きつけることによってロッキングの抑制を図ったガイドワイヤーの基本構造のイメージ．黒塗りつぶしは親水性コーティングのイメージ．

JCOPY 498-16662

# 細い血管留置針，特に細い金属針が好まれる理由

筆者が若手医師であったころ，動脈・静脈問わず血管確保において，「まず針を深く入れて血管を貫くんや．そしてゆっくり引いてきて，逆流があるところでガイドワイヤーを送るんや」といった指導は普通にありました．血管後壁を一旦貫いて良いという考えです．現代であれば，血管に開ける孔は1カ所のみ，すなわち前壁のみとするのがスマートな血管穿刺です（結果として後壁を貫くことはよくあります）．後壁を貫くと，後壁のさらに後方に血腫ができるリスクがあります 図9．静脈は血腫により容易につぶされることがあります．静脈後方に動脈があるときは，静脈を貫いて動脈につながり，さらに動脈瘤形成につながることもあります．

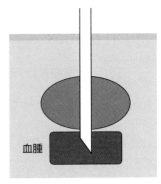

**図9** 後壁に血腫ができるリスク

リアルタイムエコーガイド下血管穿刺画像において，血管壁（前壁）に穿刺針が接触すると，前壁が凹む所見がみられます 図10．この所見自体は，「あと少しで針先が目標の血管内!!」を示す重要な所見です．

しかし，針径が太いと上側壁を下側壁に押しつけるため，針先が下側壁を傷つける可能性があります 図10a．最悪の場合，下壁を貫き，目標静脈の下に動脈が位置すれば，動脈損傷を起こしかねません．静脈を串刺しにしたガイドワイヤーが動脈に入る事態もあり得ます．細い針であれば，血管の変形が少なく，そ

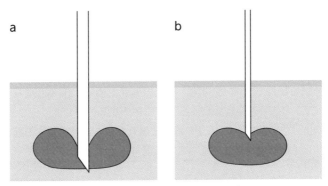

**図10** 穿刺針の太さによる血管断面像の変形の違い

のリスクは減ります 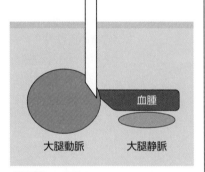（図10b）. この血管の変形が少ないことを，穿刺力が小さ<u>い</u>と表現するわけです.

---

# Push & Stick テクニック

　18G の血管留置針・金属針（あるいは 20G の血管留置針）は，血管壁通過抵抗が大きい（穿刺力が<u>大きい</u>）ことを意識して操作をせざるを得ません. ゆっくり穿刺針を進めると，（図10a）のように，後壁損傷につながりやすいです.「常にゆっくり」が安全とは限りません.

　メリハリが重要です. 穿刺針先端を描出できており血管前壁の変形が始まったところで，針をごくわずかに押すように進めて戻します. 瞬時に行います. ゆっくり進めて戻すと解説されることもあります. いずれにしても，壁のたわみが戻る力を利用する方法です. Push & Stick（押して刺す）とよばれるテクニックです.

　ただし，初心者向けのテクニックではありません.

---

**PCPS における血管確保の順番**

余談ですが，PCPS（percutaneous cardiopulmonary support：経皮的心肺補助）運転目的で動脈カテーテルと静脈カテーテルを確保するとき，右鼠径部を挿入部位として使用するのが一般的です.

動脈と静脈のどちらに最初にアプローチすべきでしょうか？

静脈です. 動脈からアプローチすると，スムーズに動脈にガイドワイヤー

図11 動脈確保を優先したときのリスク

を留置できれば良いですが，難渋するとき，動脈からの多量の出血が血腫となり静脈を圧迫します（図11）. 静脈の確保が極めて困難となります. よって，PCPS の血管確保は静脈からアプローチするのがセオリーです. ただし，心肺停止寸前の状態への PCPS 導入は焦りながら血管確保する状況であり，結果として動脈確保が先となることはあり得ます.

JCOPY 498-16662

# 22G 推奨？　22G の金属針推奨？

「中心静脈カテーテル挿入・抜去に係る死亡事例の分析―第 2 報」[3] において，「損傷を最小限に留めるため細い穿刺針を選択する」という項目があります．先

**表2**　マイクロニードルを採用する製品

| 商品名（会社） | 穿刺針とガイドワイヤー | 特記事項 |
|---|---|---|
| SMAC™ Plus micro needle 耐圧タイプ （カーディナルヘルス） ダブルルーメン トリプルルーメン | 血管留置針 20G, 金属針 20G, J 型ガイドワイヤー | ・ガイドワイヤーは金属の軸にロープ状の金属を巻きつけた一般的な構造でありCVレガフォースEX よりエコーに移りやすい<br>・金属針のエコーエンハンスはベベルがある面のみ |
| | 血管留置針 20G・22G, 金属針 22G, アングル型ガイドワイヤー | ・ガイドワイヤー先端はアングル型と J 型がある（同封されない．別製品として販売）．アングル型ガイドワイヤーは斜めにコイルが巻かれる |
| CV レガフォース™EX （テルモ） シングルルーメン （J 型のみ） ダブルルーメン トリプルルーメン | 血管留置針 20G, 金属針 21G, J 型ガイドワイヤー or ストレート型ガイドワイヤー | ・ガイドワイヤーは他社と構造が異なり，金属の単線構造．本体の金属は硬く，先端において，柔らかい性質の金属を接合．よって，後端は使えない．やや扱いが難しい<br>・金属針に外筒（プラスチック針）をかぶせて出荷．外筒を外し金属針のみの使用も可能<br>・外筒（プラスチック）を用いても内部の金属針はエコーにエンハンスされる<br>・ガイドワイヤー先端はストレート型と J 型がある（同封されない．別製品として販売） |
| CVC ミニマルパンクチャ （Arrow） シングルルーメン ダブルルーメン トリプルルーメン | 血管留置針 20G, 金属針 22G, J 型ガイドワイヤー or アングル型ガイドワイヤー | ・SMAC plus に似る<br>・耐圧タイプはアングル型ガイドワイヤーのみ |

に解説した，太い針ほど後壁損傷リスクが高くなること，中心静脈カテーテルに用いる穿刺針の世界標準は 18G であるが，日本においてはマイクロニードルとよばれる 20〜22G が販売されていることが解説されました **表2**．そして，16G の穿刺針によって血管が大きく変形し針先が後壁に近づく **図10a** に似た写真，22G の針によって血管形の変形がほぼない **図10b** に似た写真（2011年の論文[4] からの引用）が掲載されました．

　実際，海外において 18G 穿刺針が標準であり，本書執筆時点にて 20〜22G 穿刺針を採用した成人用製品は発売すらされていません．本書は血液浄化療法をテーマとしますが，血液浄化用カテーテルの穿刺針は 18G が多いです．

　おそらく文意としては，「マイクロニードルとよばれる 20G か 22G を選びましょう」です．しかし，カテーテルを扱った経験が少ない医療者が読めば，「穿刺針は細ければ細いほど良い．22G がベストな穿刺針」と受け取る可能性があると筆者は感じました．

　実際，図の引用元の論文[4] から全く同じ図を引用した論文（2012年）[5] において，「血管穿刺に用いる穿刺針は可能な限り細径の，金属針の方が望ましいと考えられる」と表現されました．本邦のみで使われるマイクロニードルの明確な定義はないのですが，2012年の論文[5] において，金属針は穿刺力が小さいことを評価し，金属針をマイクロニードルとしています．実際，血管留置針は，皮膚が硬い患者であれば皮膚を貫くことにも難渋することがあり，穿刺力の小ささにおいて，金属針に劣るのは自明です．海外製品でセットされるのは 18G 程度の金属針のみが多く，それに対して日本において 21〜22G 金属針をマイクロニードルとよび導入されたと捉えることができます．

　しかし，金属針によるキンク現象に初学者は適切に対応できるでしょうか？2011年の元論文[4] において，1995年からマイクロニードル（金属針 22G）とガイドワイヤーの共同開発を著者とメーカーで進めたことが紹介されたうえで，「われわれの施設では，初心者には金属針ではなく静脈留置針を用いることとしている」といった記載があります．

## 細い血管留置針・金属針の問題点（細いガイドワイヤーの問題点）

　ガイドワイヤーは穿刺針を通るべく設計されるので，穿刺針よりさらに細いです．

　先に述べたように多くのガイドワイヤーは，内芯（金属）に金属コイルを巻きつけた構造です 図5 .

　穿刺針・ガイドワイヤーともに，細くなればなるほどエコーによる視認性は恐ろしく低下します.

　金属針21G・22Gに対応したガイドワイヤーは極細です．よって，内芯はさらに細いワイヤーです．それなりに中心静脈確保手技を習熟している自信がある筆者ですが，22Gマイクロニードルに付属するガイドワイヤーの扱いに難渋したことが数度あります（その経験が本章執筆のきっかけとなりました）.

　22G穿刺針に対応したガイドワイヤーは極度に細いため，ストレイトナーにおける指操作でガイドワイヤーを進めようとしてもなかなか進みません．ガイドワイヤー挿入の途中で少しでも抵抗があると簡単に折れ目ができます．内芯が容易に曲がるからです．「やや苦労してなんとかガイドワイヤー留置」後であれば，折れ目だらけです．ガイドワイヤーに複数の折れ目が生じると，カテーテルの内径も細いので（あるいはインナーシースが細いので），折れ目をもつガイドワイヤー経由でカテーテルを前進させるのに恐ろしく苦労します．18G製品では全く感じることのなかった苦労です.

### マイクロニードルタイプの中心静脈カテーテル挿入時に鎖骨下動脈を誤穿刺し患者が死亡した事例 [6]

#### 概要からさらに抜粋

　60歳代の神経難病患者．敗血症のためICUに入室した際，中心静脈カテーテルを右内頸静脈からエコーガイド下で挿入することとなった．浮腫，皮下脂肪，短頸などがあった．ガイドワイヤーを挿入，短軸像で頸静脈内にガイドワイヤーがあることを確認したが，プローブが鎖骨にかかったこともあり長軸像では描出できなかった．ガイドワイヤーを軸に外筒を入れようとしたが抵抗があり根本まで入らなかった．ガイドワイヤー周囲からの出血が拍動性でなかったことや，短軸像で静脈内にガイドワイヤーを確認できたことから，ガイドワイヤーが静脈内に留置されたと判断し，ダイレーター挿入，中心静脈カテーテル挿入と作業を進めた．中心静脈カテーテルから採取した血液が動脈血であったためカテーテルの動脈内留置が判明し直ちに抜去した．別に内頸静脈より中心静脈カテーテルを挿入した．血圧低値が続いていたが深夜に咳をした後，血圧が急に低下し心停止した．心拍再開⇒右胸水判明⇒出血源特定のためCT撮影⇒CT室で心停止⇒死亡という経過をたどった.

解剖において，縦隔血腫・胸膜下血腫・右胸水が確認され右鎖骨下動脈を出血源としたと考えられた．

**医学的評価の抜粋**

　ガイドワイヤーが内頸静脈に正しく留置された保証がない場合は，すべての挿入操作をやり直すか，ガイドワイヤーを一旦抜いて外筒にシリンジを装着し，血液の逆流を確認する必要があった．ガイドワイヤーが内頸静脈に留置されていると推測し，ダイレーターを挿入した時点で，ガイドワイヤーは内頸静脈を貫通し（あるいは内頸静脈を完全に外れ），右鎖骨下動脈に挿入され穴が開いたと考えられる．中心静脈カテーテルが動脈に留置された場合，外科医に連絡するなど抜去処置には万全をきたす必要があるが，右内頸動脈の分枝に留置されたと判断し，圧迫止血で対応できると考えたことは誤っていた．

　この事故の原因がマイクロニードルとまでは言い切れませんが，浮腫・皮下脂肪・短頸といった悪条件下においてガイドワイヤーが視認不良であることの怖さがまざまざと示されます．

## 総合的なリスクマネジメントを目指して

　医療安全の追求は難しいです．局所最適化が全体最適化につながるとは限りません．そして，時に犠牲者が出て，問題点が判明し医療安全対策が行われることが多いのもまた冷酷な現実です（➡ p.182）．

　エコーガイド下穿刺が標準医療となる中で，穿刺針による血管の変形 **図10** が知られるようになりました．穿刺針は細ければ細いほど良いという要望がおそらく現場からもあり，マイクロニードルが日本において登場しました．筆者は，あたかも細い金属針がベストと誤解されかねない状況に危機感を覚えます．

　結局，後壁穿刺リスクは減るが，エコーによる視認性が下がり，扱いが極度に難しくなるのが21〜22G金属針とそれのガイドワイヤーです．

　静脈に挿入するつもりのガイドワイヤーの先端が血管外に，あるいは動脈に挿入されることは怖いですが，最も怖いのは，そのガイドワイヤーを軸として，ダイレーターやカテーテルが挿入されることです．ダイレーターやカテーテルはガイドワイヤーよりはるかに太く，想像するだに恐ろしいです．実際，先に紹介した事故はまさにそれでした．

　良いか悪いかは別として，多くの施設において必ずしも上手といえない若手医

JCOPY 498-16662

師が扱うことが多い中心静脈カテーテルや血液浄化用カテーテルの選定は，総合的なリスクマネジメントが重要です．

筆者が，現勤務施設に異動したとき，ICU に 22G マイクロニードルを採用した中心静脈カテーテルが配置されていました．「細ければより安全」と考えられ配置されたようです．おかげで筆者は 22G を扱う機会を得たわけですが，断言します．22G マイクロニードルは，熟練した医師限定とすべきです．筆者在籍 ICU においては 20G マイクロニードル製品に変更しました．そして，付属する金属針ではなく血管留置針を使用するよう指導します．

また，血管確保に難渋したら，普段静脈留置に使用する血管留置針の 18G や 20G に切り替えてトライしましょう．中心静脈カテーテル付属品よりはるかに扱いやすいことがあります．

## ガイドワイヤーの折れ目の発見

「中心静脈カテーテル挿入・抜去に係る死亡事例の分析―第 2 報」[3] において，院内事故調査報告の対象となった全死亡 44 例が細かく紹介されています．出血例（全 16 件）や迷入例（15 件）の多くが，ガイドワイヤー挿入時，あるいはダイレーター挿入時，さらにカテーテル挿入時の抵抗があったことが記されています．また，「ダイレーターは硬いため，血管を損傷させる危険がある．ダイレーター挿入時は過度な力を加えず，ガイドワイヤーに沿わせて滑らせるように進め，5cm 以内の挿入に留める」とあります．ダイレーターの暴走が起こらないか，常に意識しなければなりません．

ガイドワイヤーの先端は確実に血管内にあるとします．ただし，留置する途中で，ガイドワイヤーに折れ目ができたとします 図12a．ダイレーター挿入作業自体が折れ目を作ることがしばしばあります．この状態でダイレーターを進めると，ダイレーター先端は折れ目を越えることができず折れ目に固定され，強い抵抗を感じます．そして無理をすると，折れ目にダイレーター先端が固定されたまま直進し，血管の下壁や周囲組織を損傷します 図12b．一方で，正常なダイレーター挿入作業であっても，かなり抵抗を感じることは珍しくありません．経験を積めば感触からどちらかわかるようになりますが，経験が少なければわかりません．

近年強調される「折れ目をみつける」テクニックを紹介します．

ダイレーター挿入作業中，ときどきダイレーターを片手で固定し，もう片側の

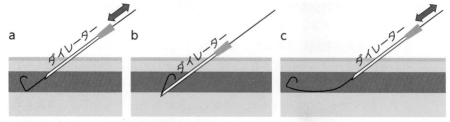

**図12** ガイドワイヤーの折れ目を感じる

　手でガイドワイヤーを数cm前後させます **図12a⇔**. 折れ目があると，折れ目がダイレーター先端を通過するとき抵抗を感じます.

　ガイドワイヤーに折れ目があるとき，新しいカテーテルキットを開封し，折れ目がない新しいガイドワイヤーにチェンジしたいですが，コストの問題がありなかなか難しいです.

- ガイドワイヤー先端の近くに折れ目があるとき（ガイドワイヤーを浅くできない）とき **図12c**，ガイドワイヤーを深くし，ダイレーターの動く範囲から折れ目を遠ざける.
- 折れ目がガイドワイヤー先端から遠い時⇒折れ目をダイレーター内に収容し，ダイレーター先端が動く範囲に折れ目が入らないようにする.
- 末端を使って良いガイドワイヤーであれば（➡ p.41），末端側を先頭としてガイドワイヤーを血管に入れ直す. 折れ目は後方に移動するので，あらためてダイレーターを進める. ダイレーター操作終了後，J側を先頭にガイドワイヤーを入れ直し，カテーテルを進める.

## 中心静脈カテーテル先端位置推奨が変わった？？？

　多くのテキストにおいて，中心静脈カテーテル先端は，胸部X線において鎖骨下縁～気管分岐部下縁に位置することが適切とされてきました. ゴールドスタンダードでした.「中心静脈穿刺合併症に係る死亡の分析―第1報」（2017年）[2]においては，中心静脈カテーテル先端の理想的な位置として以下の3点が示されました.

　① 鎖骨下縁と気管分岐部下縁の間にあること **図13**
　② カテーテルは，体軸方向と平行に走し，U字に湾曲，横軸方向に走行しないこと

JCOPY 498-16662

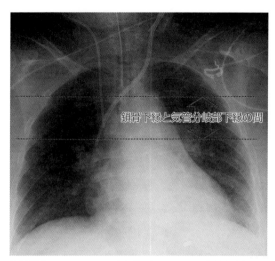

鎖骨下縁と気管分岐部下縁の間

**図13** かつて？ の中心静脈カテーテル先端推奨

③ 上大静脈の位置と異なる疑いが少しでもある場合，X線側面像で確認すること

①と②は，筆者が周囲に指導してきた内容でした．③の理由は，例えば右内胸動脈にカテーテルが迷入すると，胸部正面X線においてあたかも正常像にみえるといったケースがあるからです．側面X線であれば胸骨直後にカテーテルがあることで異常が判明します．

中心静脈カテーテル重大合併症の1つは心タンポナーデです．例えば，他章で紹介した症例（➡ p.12）においてカテーテル先端が血管壁に接触し上大静脈を穿通し，縦郭洞炎などを起こしました．幸い急死にはつながりませんでした．胸腔内でカテーテルが静脈を穿通することは怖いですが，即死亡とはならないのが通常です．しかし，カテーテル先端が穿通した部位の外側に心膜腔があれば話は別です．心タンポナーデにより急変があり得ます．心タンポナーデの診断は遅れがちであり，あるいは心停止してから気づかれるケースが多いことも怖いです．

上大静脈の下部3cm付近に心膜起始部（心膜翻転部）があります **図14**．よって，起始部より上部にカテーテル先端があれば，心タンポナーデを起こし得ません．胸部X線で心膜起始部の同定は容易ではありませんが，気管分岐部下縁がほぼ同じ位置にあるので，メルクマールとされてきました **図13**．

ところが，「中心静脈カテーテル挿入・抜去に係る死亡事例の分析―第2報

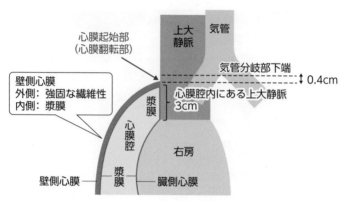

心膜起始部
(心膜翻転部)

壁側心膜
外側: 強固な繊維性
内側: 漿膜

上大静脈

気管

気管分岐部下端

0.4cm

漿膜

心膜腔内にある上大静脈
3cm

心膜腔

右房

壁側心膜

漿膜

臓側心膜

**図14** 心膜起始部と気管分岐部下端との関係
文献1より引用

（改訂版）」（2023年）[3] において，中心静脈カテーテル先端推奨の項目が"消失"しました．代わりに，消失した理由を解説するコラムがあります．カテーテル先端が特に体動によって容易に2〜3cm動くので，先端が上大静脈の上部にあると細い枝に迷入し血管の破綻を引き起こすことを理由に，世界のガイドラインでは先端の推奨を「上大静脈下部1/3〜右房上部1/3」とすることが紹介されました．さらに，第1報の推奨部位は高位すぎると批判があったこと，しかし「すべての医療機関が，発生した心タンポナーデに迅速に対処できるとは限らないために，（第1報において）最適位置として心膜翻転部より頭側を推奨した」（括弧部分は筆者が補足）とあります．引用された文献は，ヨーロッパ栄養ガイドライン，イギリス麻酔科ガイドライン，スカンジナビア麻酔集中治療ガイドラインであり，「上大静脈下部1/3〜右房上部1/3」推奨は世界というよりヨーロッパ発と言えます．スカンジナビア麻酔集中治療ガイドライン[7] には，FDA（Food and Drug Administration, アメリカ食品医薬品局）がカテーテル先端を右房に置くことを避けるように推奨してきたこと，しかし，ほとんどが硬いカテーテル素材により引き起こされた心タンポナーデであり，カテーテル素材が柔らかくなったことを強調する文章があります．アメリカ vs ヨーロッパという構図もありそうです．適正なカテーテル先端位置について現時点で統一見解がない状況です．

　同コラムに，「血液浄化用カテーテルの留置位置については，浅く挿入すると脱血が不良となるため，右房内に留置することも議論されているところである」という記載もあります．筆者は，「医療安全重視で血液浄化用カテーテル先端を

浅く位置すると，脱血不良に悩まされることが多い．血液浄化療法がうまくいかなければ，結局患者の不利益となり，医療不安全となる．血液浄化用カテーテルは挿入時に脱血が良好な部位を探し，時として先端を深くすることはやむを得ない．先端位置が深いとき，そのカテーテルの付属ルートを使用した高カロリー輸液投与をやめよう」と訴えてきたので[1]，筆者の声が届いたように感じました．

# 最後に

本章にまとめた内容の多くを，中心静脈カテーテル初心者にいきなり教えようとするとパニックとなります．レベルに応じて，指導ポイントを変えることも重要です．

「中心静脈カテーテル挿入・抜去に係る死亡事例の分析—第2報（改訂版）」[3]において，タイムアウトの実施も推奨されています．筆者在籍 ICU では，近年，中心静脈カテーテル・血液浄化用カテーテルを挿入する前に時間をとり（タイムアウト），挿入部位・カテーテルを間違っていないかの確認をし，目標時間を設定し，時間に到達したら，続行すべきか，手を変えるべきか，挿入部位を変えるべきか，中止すべきか，などを検討することにしました．医療安全最重視を教える機会とも捉えています．

**参考文献**
1) 小尾口邦彦. ER・ICU 診療を深める2 リアル血液浄化 Ver.2. 中外医学社；2020.
2) 日本医療安全調査機構，編集. 医療事故の再発防止に向けた提言 第1号 中心静脈穿刺合併症に係る死亡の分析 —第1報. 2017年3月.
3) 医療事故調査・支援センター. 医療事故の再発防止に向けた提言 第17号 中心静脈カテーテル挿入・抜去に係る死亡事例の分析—第2報（改訂版）. 2023年3月.
4) 鈴木利保. 穿刺器材からみた血管穿刺の安全性～穿刺器材を理解しよう!!～. In: 中馬理一郎, 鈴木利保, 編. LiSA コレクション 中心静脈・動脈穿刺. メディカル・サイエンス・インターナショナル；2011. p.50-8.
5) 松田光正. 超音波ガイド下中心静脈穿刺に適した器材とは？—器材が血管に及ぼす影響—. 日本臨床麻酔学会誌. 2012; 32: 872-82.
6) 日本医療安全調査機構. 診療行為に関連した死亡の調査分析モデル事業：協働型. 事例 189 協働調査報告書. 2014.
7) Frykholm P, Pikwer A, Hammarskjöld F, et al. Clinical guidelines on central venous catheterisation. Swedish Society of Anaesthesiology and Intensive Care Medicine. Acta Anaesthesiol Scand. 2014; 58: 508-24.

# CRRT において逆接続は
# タブーなのか？

　維持血液透析であろうが急性期血液浄化療法であろうが，大量の血液を体から抜き，戻さなければなりません．維持血液透析においては主にシャントを通じて，CRRT においては主に血液浄化用カテーテルを通じて行われます．これらをあわせてバスキュラーアクセス（vascular access）とよびます．

　血液浄化療法においてバスキュラーアクセスのマネジメントは非常に重要です[1]．

　血管内を流れる血液流量と，CRRT 回路を流れる血液流量を混同すると理解しづらいので，以後，CRRT の血液流量を適宜，血液流量 $Q_B$（quantity of blood）と書きます．

## シャントを用いた維持血液透析において逆接続は
## 悪でありタブーでもある

　シャントは主に前腕において動脈と静脈を吻合することにより作成されます 図1 ．シャント作成手術後しばらくすると動脈の圧にさらされた静脈は拡張し穿刺しやすくなります．脱血針・送血針ともに静脈側を穿刺します．動脈壁は3層構造であり動脈を穿刺すると穿刺のたびに動脈壁解離のリスクがありますが，静脈壁は柔軟でありそのリスクはありません．

　脱血側を送血側として用い，送血側を脱血側とすることを逆接続とよびます 図1b ．送血孔からの送血の一部を脱血孔が吸い込むことが問題となります．Re-circulation（再循環）とよびます．血液浄化効率が下がります．

　 順接続 　 図1a 　シャントの静脈の遠位側に脱血針，近位側に送血針を刺すことで維持血液透析を行います．脱血側は向かってくる血液を受け止め，送血側は血液の流れる方向に送り込むという面においても合目的です．実際には，患者ごとにシャントに細い部分があるケースがあり，細い部分を避けるために脱血針を

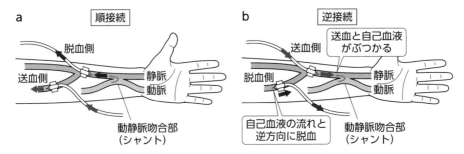

**図1** シャントにおける順接続と逆接続

逆向きに穿刺することはよくあります．

**逆接続** **図1b** シャントへの血液浄化回路の接続を逆にすることを逆接続とよびます．

- 血液流量 $Q_B$ が大きいほど再循環率はアップ

  日本における維持血液透析の血液流量 $Q_B$ は 200～250mL/分程度が一般的です．安静時の心拍出量を 4,000mL/分とすると，片側の前腕を流れる自身の血液流量は 500mL/分に満たないのではないでしょうか．仮に 500mL/分であるとしても，$Q_B$ 250mL/分は半分を占めます．逆接続の影響は大きいです．

- 逆接続をすると，脱血側・送血側ともにシャントの血液に逆らう方向に働きます．アクセス部位において血液が乱流となる面においても不利となります．

  よって，シャントにおいて逆接続はタブーとされてきました．血流不全のシャントにおいて逆接続をしても状況の改善があるわけがありません．直感的に考えても，逆接続 **図1b** はあり得ないと感じるのではないでしょうか．

## 維持血液透析と CRRT は違う

　維持血液透析を土台として，CRRT は発展してきました．しかし，前者は主に病院の血液透析部門や血液透析クリニックで，後者は ICU で行われ，対象患者も担当する医師も違います．筆者知人の血液透析専門医でもある腎臓内科医は「僕らは CRRT も詳しいと思われるけど，実際は，それほどでもないんや」と正直に語ってくれました．

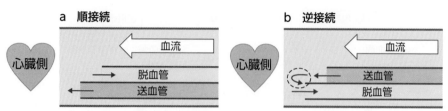

**図2**　血液浄化用カテーテルにおける順接続と逆接続

　CRRTと維持血液透析は，血管へのアクセス（血液浄化用カテーテル vs シャント）や血液流量 $Q_B$（80〜150mL vs 200〜250mL/分）が全く異なることが，「違い」を生みます．

## 血液浄化用カテーテルの構造

　CRRTに用いる血液浄化用カテーテルは，脱血側と送血側（返血側）のダブルルーメンが基本構造です．

　脱血側が赤表示，送血側は青表示されます．これは，CRRTの黎明期，動脈圧を駆動圧とし，動脈から採血し静脈に戻しました．その名残です．CRRTにおいては今も，静脈から脱血し静脈に送血しても，脱血側をA側（artery 動脈のA），送血側をV側（venous 静脈のV）と表現することがあります．

　脱血側の孔は心臓から遠く，送血側の孔は心臓に近く位置します **図2a**．

　逆に接続すると（逆接続），せっかく送血した血の一部がすぐに脱血されます
**図2b 点枠線** ．

## CRRTにおける逆接続を考えよう

　内頸静脈経由の血液浄化用カテーテルを利用したCRRTにおいて考えてみましょう．

- アクセスする血管の血液流量が非常に大きく，CRRT血液流量 $Q_B$ は小さい．

　血液浄化用カテーテルの先端は上大静脈の右房に近い部分，あるいは右房にあります（➡ p.56）．安静時の心拍出量が4,000mL/分とすると，上大静脈の血液流量は単純計算で半分の2,000mL/分近くあります．

**JCOPY** 498-16662

　一方，CRRT 血液流量 $Q_B$ は 150mL/分程度が最大値であり，100mL/分程度がおそらく標準です．かつては，60～80mL/分が標準でした．

　2,000mL/分の液体 A 中に 100mL/分の液体 B を流したとします．下流で液体 B の回収は難しいのではないでしょうか．

　血液浄化用カテーテルによる再循環率を検証した研究は散見されます．ただし，その大半は維持血液透析，すなわち IRRT を対象とした設定において行われたことに難があります．その点に注意しながら，過去の研究に目を通してみましょう．

## 順接続において血液流量 $Q_B$ による再循環率　表1

　順接続で，血液流量を増やしたところ再循環率がアップしました[2]．血液流量 $Q_B$ が増えるほど，再循環率が上がります．液体 A の大きな流れの中で，液体 B が増えると再循環率が上がることがわかります．ただし，$Q_B$ が 300mL/分以上であることに注意してください．CRRT の $Q_B$ 60～150mL/分よりはるかに大きいです．

## 血液浄化用カテーテルにおける再循環を評価　表2

　順接続において再循環率が 2.09％であったのに対して，逆接続で 13.58％でした[3]．やはり，逆接続は不利となります．ただし，血液流量 $Q_B$ が 300mL/分と大きいことに注意してください．

**表1　血液流量による再循環率**

| 接続 | 血液流量<br>（mL/分） | 再循環率<br>（%） |
|---|---|---|
| 順 | 300 | 5.4 |
| 順 | 400 | 7.9 |
| 順 | Max | 8.8 |

先端が step-tip（図2 のような構造）のカテーテルデータのみ掲載．
文献2より引用

**表2　血液浄化用カテーテルにおける逆接続による再循環を評価**

| 接続 | 血液流量<br>（mL/分） | 再循環率<br>（%） |
|---|---|---|
| 順 | 300 | 2.09 |
| 逆 | 300 | 13.58 |

文献3より引用

## 逆接続と血液流量 $Q_B$ の関係　表3

In vitro 実験において，血液流量 $Q_B$ が増えるほど，再循環率はアップしました[4]．日本における CRRT の最大 $Q_B$ といえる 150mL/分において再循環率は7.3%でした．

**表3**　In vitro 実験における逆接続時の血液流量と再循環率

| 血液流量（mL/分） | 150 | 200 | 250 | 300 |
|---|---|---|---|---|
| 再循環率（%） | 7.3 | 9.1 | 11.9 | 23.4 |

文献4より引用

# 維持血液透析と CRRT は目指す世界が違う

　維持血液透析は，4時間/日・週3回で血液浄化をしなければなりません．初期の維持血液透析は尿毒素の排泄・電解質の補正が目的でしたが，$\beta_2$ ミクログロブリンなど中分子物質を除去することも現代の維持血液透析の役割です．質が高い血液浄化が求められます．よって，再循環率はできる限り低いことが求められます．（長期）維持血液透析における再循環率は10%以下が望ましいとされます．

　CRRT は，維持血液透析とさまざまな点において異なります．

**血液流量 $Q_B$ が非常に少ない**　CRRT の血液流量 $Q_B$ は多い施設で 150mL/分，おそらく全国的には 100mL/分程度ではないでしょうか．それであれば，先の in vitro 実験 **表3** の再循環率7.3%よりさらに下がります．

**CRRT の真の効率は，効率/時×実際の運転時間**　CRRT は「時間を味方につける」「味方につけなければならない」血液浄化です．逆接続をタブーとし脱血不良を放置すると，CRRT 回路はまもなく閉塞します．再開に1時間程度要します．脱血不良に悩まされる順接続と，10%に満たない再循環率がある脱血良好な逆接続とどちらを選ぶべきでしょうか？

**除水目的なら逆接続は全く関係ない**　例えば CHD であれば，除水量は，排液流量（ろ過ポンプ流量）−透析液流量で規定されます．逆接続は関係ありません．

**維持血液透析と CRRT はゴールが異なる**　先に書きましたように，維持血液透析は長期的な血液浄化の質の向上を目指し，再循環をタブーとしてきました．

JCOPY 498-16662

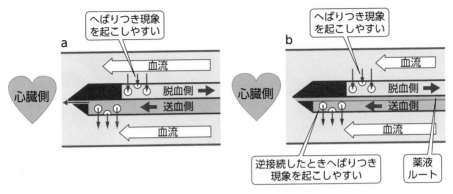

**図3** かつて主流であった血液浄化用カテーテルの先端構造
a）ダブルルーメン，b）トリプルルーメン

　CRRT のゴールは維持血液透析と異なります．急性腎障害に対して CRRT を行うとき，全身状態の回復につれて腎機能が回復し始めます．その時点で，CRRT はストップです．腎機能が回復しないのであれば，IRRT に移行せざるを得ません．いずれにしても，再循環をそれほど気にする必要はありません．また，逆接続で効率が下がるというのであれば，血液浄化液の使用量を増やすことにより対応してもよいはずです．

## かつての血液浄化用カテーテルの構造

　血液浄化用カテーテル（ダブルルーメン）のかつての主流製品の先端は **図3a** のような構造でした．カテーテル横に孔（サイドホール）を開ければよいので成形しやすく製造における利点がありました．サイドホールを脱血側として利用したとき，血管壁に「へばりつき現象」を起こしやすかったです．逆接続をすると，再びサイドホールが脱血側となりますが，先端孔も脱血孔となるので，時として脱血困難が改善することがありました．
　血液浄化用カテーテルはトリプルルーメンのほうが好まれるのではないでしょうか **図3b**．トリプルルーメンは，へばりつき現象を起こしやすいサイドホールのみで構成されます．逆接続をしても，状況の改善はあまり望めません．
　「かつて」と解説しましたが，今も発売されます．

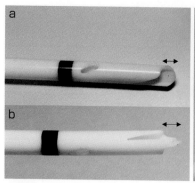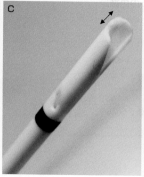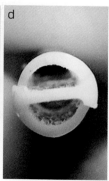

**図4** パリンドローム
急性期用ではなく長期維持血液透析用，d）正面からみたカテーテル先端.

---

# 血液浄化用カテーテルは進化し対称形が主流になりつつある

　血液浄化用カテーテルの先端の送血孔と脱血孔は，2.5cm 程度ずらし非対称形とするのが常識でした **図3**. 非対称形こそが血液浄化用スタイルのスタンダードであり，この形状もまた逆接続タブーを発想させました.

　シャント作成前やシャントを作れない維持血液透析患者において，長期用血液浄化用カテーテル（カフ型カテーテル：カテーテルが皮下で移動しないために，皮下組織と結合するカフがカテーテルの途中に巻きつけられている）を使用することがあります.

　2000 年代半ば，長期用において，対称形を特徴とするカテーテル・パリンドローム™（コヴィディエン）が登場しました **図4**. パリンドローム（Palindrome）とは「回文」の意です.「余談だよ」のように最初から読んでも最後から読んでも同じ文章を回文といいます. 対称形をなぞらえて「回文」としたのですね. 逆接続をしても再循環がほとんどないことにも特徴があります **表4**. 先端に脱血孔と送血孔を分ける平面部分（↔）があり，この壁によって脱血と送血がミックスしないように制御されるようです.

### パワートリアライシス® （BD）　**図5**

　2010 年代半ば，急性期血液浄化療法においても先端形状が対称形に近いパワートリアライシスが登場しました. 先端形状はほぼ左右対称形であり（サイド

JCOPY 498-16662

### 表4　新型カテーテルの再循環率

| 先端形状 | 血液流量<br>(mL/分) | 接続 | 再循環率<br>(%) | 接続 | 再循環率<br>(%) |
|---|---|---|---|---|---|
| パリンドローム | 400 | 順 | 0 | 逆 | 0 |
| Step-tip 型 | 400 | 順 | 1 | 逆 | 23 |

Step-tip 型とは，**図2** のような先端形状.
文献5より引用. 70kg 雄ブタの内頸静脈経由で留置した動物実験データ.

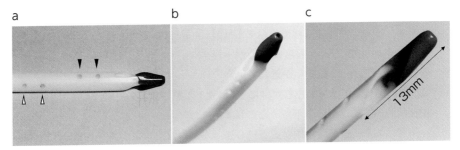

a　　　　　　　　　b　　　　　　　　　c

### 図5　パワートリアライシス先端

本製品には12Fr（スリム）と13Fr がある。写真はスリム.
a）先端が対称性であることに特徴がある。側孔（脱血孔▽，送血孔▼）は対称性ではない
b）先端に輸液孔.
c）先端近くの脱血孔、送血孔はツイスト状であることに特徴がある.

ホールの位置は若干異なる），先端近くの楕円形でもあり流線形でもある脱血孔
と送血孔に特徴があります. パワートリアライシスは脱血不良が少ないとして，
一気に急性期血液浄化用カテーテルの寵児となりました.

### MAHURKAR™ Elite（モザークメディカルジャパン）　図6

2019年に発売されました. 左右対称が強調
されます. ダブルルーメンとトリプルルーメン
があります. **図3** の構造のサイドホールを対
称とし，サイドホール形状をらせん型としたも
のです. 同社の資料において，順接続・逆接続
ともに再循環率1%以下がうたわれます.

へばりつき現象を回避するために大型サイド
ホールとしたとされるのですが，**図3** に似た

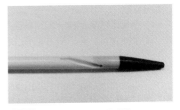

### 図6　MAHURKAR Elite
トリプルルーメンの先端

形状であり，へばりつき現象が心配されます．実際，パリンドロームやパワートリアライシスに比して，脱血孔中央部の陰圧が観察されたとの in vitro 研究の報告があります[6]．

### UK プレシス®（ニプロ）　図7

2023 年に発売されました．左右対称ではありませんが，両サイドに平坦面があることや，従来の左右非対称カテーテルは脱血孔と送血孔を 2.5cm 程度離すのが一般的でしたが，3mm 程度しか離れていない

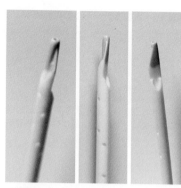

**図7** UK プレシス
トリプルルーメンの先端

ことに特徴があります．左右対称に「よせた」と感じる製品です．実際，順接続・逆接続時の再循環率の低下がうたわれます．

筆者は従来，国産，外国産を気にしませんでした．コロナ禍や商品の仕様変更による海外製品の供給停止に悩まされたので，国産の重要性を考えざるを得ないと考えるようになりました．

---

# 筆者は脱血不良時，迷わず逆接続をトライする

シャントにおける逆接続タブーが，血液浄化用カテーテルを用いた CRRT においても語られがちです．しかし，本章で解説したように，「かつての非対称形」カテーテルを使用しても影響は限定的です．まして，対称形カテーテルが主流となりつつあります．

脱血不良に悩まされるとき迷わずに逆接続を考慮してはどうでしょうか．

**参考文献**
1) 小尾口邦彦. ER・ICU 診療を深める 2 リアル血液浄化 Ver.2. 中外医学社；2020.
2) Trerotola SO, Kraus M, Shah H, et al. Randomized comparison of split tip versus step tip high-flow hemodialysis catheters. Kidney Int. 2002; 62: 282-9.
3) Twardowski ZJ, Van Stone JC, Jones ME, et al. Blood recirculation in intravenous catheters for hemodialysis. J Am Soc Nephrol. 1993; 3: 1978-81.
4) Hassan HA, Frenchie DL, Bastani B. Effect of reversal of catheter ports on recirculation: comparison of the PermCath with Tesio Twin Catheter. ASAIO J. 2002; 48: 316-9.

5) Tal MG. Comparison of recirculation percentage of the palindrome catheter and standard hemodialysis catheters in a swine model. J Vasc Interv Radiol. 2005; 16: 1237-40.
6) 佐々木優貴乃, 中根紀章, 奥　知子, 他. へばりつき—再循環率同時評価システムを用いたダブルルーメンカテーテルの最適 先端形状に関する検討. 人工臓器. 2022; 51: 39.

# 意外に知られていない血液浄化用カテーテル固定具の扱い
## ―血液浄化用カテーテルは大切に扱おう

## 血液浄化用カテーテル長

　血液浄化用カテーテルは，各社，体内挿入部分の長さが 15〜16cm・20cm・25cm の 3 種類があります **表1**．例えば右内頸静脈経由で留置するカテーテルであれば，15〜16cm の製品の選択が一般的です．

　**表1** に鎖骨下静脈の記載があります．1990 年代の血液浄化用カテーテルの試験において，鎖骨下静脈経由の設定が多くあり，当時，一般的であったことがわかります．鎖骨下静脈に血液浄化用カテーテルを留置すると，高度の狭窄が起こるリ

**表1** 長さに応じて想定される血液浄化用カテーテル挿入部位

| カテーテル長 | カテーテル挿入部位 |
|---|---|
| 15〜16cm | 右内頸静脈 |
| 20cm | 左内頸・鎖骨下静脈 |
| 25cm 以上 | 太腿静脈 |

スクが高いです．その患者が将来，維持血液透析患者となったとき，狭窄を起こした側の腕にシャントを作ることが困難となります．シャント血液流量を確保できないからです．よって，現在，鎖骨下静脈経由の血液浄化用カテーテル留置は禁忌に近い扱いです．

　腎移植において，下腹部に移植腎を留置し，腎静脈を下大静脈や総腸骨静脈に吻合します．将来腎移植の可能性がある小児においては，大腿静脈経由の血液浄化用カテーテル留置は下大静脈狭窄をきたす可能性があるため，避けるほうが望ましいとされます．

　太腿静脈は 25cm 長以上のカテーテルが推奨されています．短いと再循環が増えるとされているからなのですが，CRRT の実務において再循環の問題は大きいと言えないので（➡ p.60），手元に 20cm 長カテーテルしかないのであれば，それで良いと考えています．

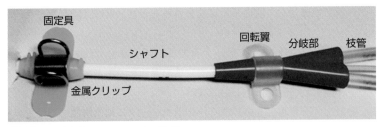

**図1** 血液浄化用カテーテルの固定

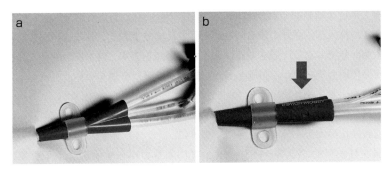

**図2** 回転翼の活用

# 血液浄化用カテーテルの固定具 図1

　血液浄化用カテーテルが抜けないように，皮膚に糸固定しなければなりません．回転翼を活用する方法と固定具を活用する方法があります．

**回転翼 図2**

　複数の輸液管を1本のカテーテルにまとめるパーツを分岐部とよびます．分岐部内で，複数の枝管と，同数の内腔をもつ1本のシャフト部分をジャスト接合させなければならず，高度な技術が必要です．分岐部に回転翼がつけられています．

**メリット**　カテーテル分岐部につく回転翼は，分岐部に対して固定されていません．名が表すように，分岐部と一緒にシャフトを回すことができます 図2b↓（中心静脈カテーテルの分岐部にも皮膚固定用の孔がありますが，回転翼ではありません）．脱血不良時に糸固定を外すことなく，ひねることでカテーテル先端の向きを変えることができます．この活用方法は，全くといって良いく

らい知られていません．脱血不良に悩まされるとき，ぜひ，回転翼を活用してください．

■デメリット■　基本的に，カテーテルの体内挿入部分（シャフト）の全部を使うことを前提とします．すなわち，固定具の手前まで患者の体に挿入するので，カテーテル挿入長の調節は難しいです．

　中心静脈カテーテルと違い，血液浄化用カテーテルには脱血する役割があります．送血はなんとでもなるので，脱血は最重要任務です．

　内頸静脈経由で挿入された中心静脈カテーテル・血液浄化用カテーテルの頸部の挿入部位を観察すると，「こんなに高位から…」と感じるシーンがしばしばあります．挿入部分が耳の後ろに近いときさえあります．気胸の合併症を恐れる心理状態からでしょう．過ぎたるは及ばざるが如しです．首が長い患者に高位から血液浄化用カテーテルを留置すると，先端が心臓から遠くなり，脱血不良に悩まされやすいです．

**固定具**

　血液浄化用カテーテルのシャフト部分に，プラスチック部品をかぶせ，さらに，金属クリップやプラスチッククリップによりカバーするスタイルが多いです **図1**．パワートリアライシス®（BD）はプラスチック部品のみなのですが，上下の溝に糸をかけて縛らなければなりません．

■コツ■　金属クリップを出荷された状態で使用するとやや緩いです．使用前に指で軽く押しつぶしましょう．

　金属クリップ製品においては，皮膚固定の際，金属クリップの孔も含めて糸を通して固定しがちですが，土台となるプラスチック部品のみを皮膚に糸固定をします **図3**．糸固定を外さずにクリップを外すだけで，血液浄化用カテーテルを回転させたり，深さを変えることができます．

■メリット■　カテーテル留置の深さを変えることができます．

■デメリット■　多くの血液浄化用カテーテルのシャフト部分は体内で体温により柔らかくなる素材（熱可塑性樹脂）です．体の外に出ているシャフトは，太く硬いです（製品によっては途中から硬さを変えています）．そして体外シャフトは体位変換などにより容易に折れ目ができます．

　折れ目はやっかいです．トリプルルーメンカテーテルであれば，3腔がわずか4〜5mm径に収められています **図4ab**．繊細な構造であり，1回折れ目ができると **図4c**，その折れ目で血液が乱流となるので，カテーテル内腔に容易に血栓ができカテーテルの劣化につながります．たとえカテーテルが閉塞しなくて

JCOPY 498-16662

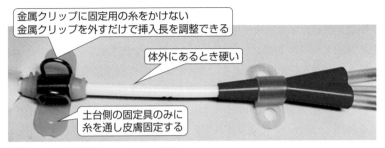

金属クリップに固定用の糸をかけない
金属クリップを外すだけで挿入長を調整できる

体外にあるとき硬い

土台側の固定具のみに
糸を通し皮膚固定する

**図3** 血液浄化用カテーテルの固定

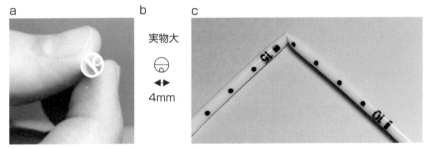

a

b
実物大

4mm

c

**図4** 血液浄化用カテーテルは精密製品であり折れ癖がつきやすい

も，血栓をヘモフィルターに供給する構図につながります．

## 回転翼 or 固定具

- 右内頸静脈経由で血液浄化用カテーテルを留置

　筆者は，以前，カテーテルをやや深く留置するといった工夫ができるので，「大は小を兼ねる」と考え，20cm 長血液浄化用カテーテルを使用し，固定具により長さの調整をしました．しかし，折れ癖がつきやすいことに気がつき，15cm 長血液浄化用カテーテルを根本まで入れるようになりました．

- 左内頸静脈経由で血液浄化用カテーテルを留置

　このケースが一番難しいです．カテーテル留置後の X 線撮影により深さの調整をせざるを得ません．「根本まで」の方法が使えず，筆者であれば20cm 長血液浄化用カテーテルを使用し，フリーの固定具により深さを調整します．ただし，

さらに長いカテーテルが必要となることもあります（➡ p.15）.

• 大腿静脈経由で血液浄化用カテーテルを留置

中心静脈カテーテルにおいてはシャフト部分を根本まで入れることは通常なく，フリーの固定具を使用します．そのためか，血液浄化用カテーテルにおいても，フリーの固定具を使いたい心理になるようです．

大腿静脈経由で 25cm 長血液浄化用カテーテルを留置するとき，フリーの固定具を使用し 22cm 程度挿入されている光景がしばしばあります 図5 . 先に解説したように，シャフト部分が体外に飛び出ていると，折れ目がつきやすいです．フリーの固定具を使用せず根本まで入れるべきです．

• 右内頸静脈経由で留置された 15cm 長血液浄化用カテーテルで脱血不良に悩まされたことがありました．胸部 X 線にて明らかにカテーテル先端が高位であったため，「もしかして」と思い頸部の挿入部位をチェックしたところ，図5 の固定方法でした．カテーテル留置手技の経験は多くあるが血液浄化用カテーテルの意義をあまり知らない医師に依頼して留置されたカテーテルでした．

> 右内頸静脈経由・大腿静脈経由留置 ⇒ 根本まで挿入し回転翼を用いて固定
> 左内頸静脈経由留置 ⇒ フリーの固定具を用いて固定

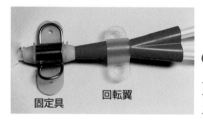

固定具　　回転翼

**図5　大腿静脈経由留置時にしばしばみかける固定方法**
すぐ近くに回転翼があるのに固定具を用いて固定されている．カテーテルを根本まで入れて回転翼で固定すべきである．

## カテーテルは大切に扱おう

血液浄化用カテーテルは一旦折れ癖 図4 がつくと，まっすぐに戻しても内部に傷が残ります．傷を起点として血栓が形成されます．無事，数日間の役目を終えた血液浄化用カテーテルを抜去後チェックすると，内腔がフィブリンシースで覆われていることにびっくりします（➡ p.11）.

血液浄化用カテーテルは内腔が大きいこともあいまって，例えば，CT 撮影のために CRRT を中断し，撮影後，CRRT を再スタートさせるために血液浄化用

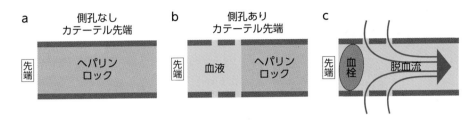

a　側孔なし
カテーテル先端

|先端| ヘパリン<br>ロック |

b　側孔あり
カテーテル先端

|先端| 血液 | ヘパリン<br>ロック |

c

|先端| 血栓 | 脱血流 →|

**図6** 側孔の有無によるヘパリンロックの効果の違い

カテーテルを逆流させると血栓がひけることが多いです.

その原因として，近年の血液浄化用カテーテルの多くは，血管壁へのへばりつき現象を避けるために複数の側孔を有することが挙げられます （➡ p.63）．側孔がない管は，ロックをしたとき先端まで，ロックに使用したヘパリン加生理食塩水などで満たされますが **図6a**，側孔をもつ管は，側孔より先に血液が侵入します **図6b**．よって，完全な「ヘパリンロック」は難しいです.

そして，血栓が遠位側からできる原因となります **図6c**．ともすれば，我々ユーザーは，「カテーテルの脱血性能を上げるために側孔をできる限り多くして欲しい」と要望しがちですが，側孔が多いほど，先端孔の血栓閉鎖を招きかねない面があります.

もちろん，血栓形成の原因はそれだけではなく，さまざまなファクターが関連します.

## 血液浄化用カテーテルのメンテナンスの実際

血液浄化用カテーテルを使用開始・再開するとき，使用終了するとき必ずメンテナンスを行います.

使用開始時は，下記の①②，使用終了時は②③を行う施設が多いようです.

① 10mL 程度のシリンジをカテーテルに装着し，勢いよく逆流させます. カテーテルの先端付近の血栓，内腔全体にこびりつくフィブリンシースを取り除く役割があります. ガーゼを敷いておき，回収した血液を落とし血栓の有無を確認します **図7**．血栓があることが多いです．やりすぎると貴重な血液を失うことになります. 回路内腔自体は 2mL 未満です **図8**.

多くの病院において臨床工学技士（CE）がメンテナンスを行いますが，CE

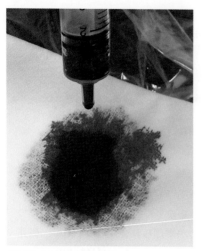

**図7** 逆流血に血栓がないかチェック
中央に血栓がみえる.

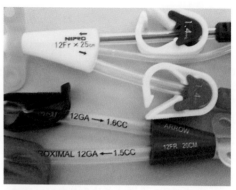

**図8** 血液浄化用カテーテル・中心静脈カテーテルはメンテナンスのために内腔量が明記される

a　やさしいフラッシュ

b　強いフラッシュ

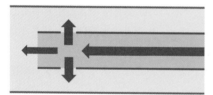

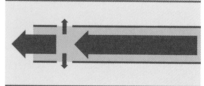

**図9**　フラッシュの勢いで先端孔・側孔への圧は異なる

ではない読者は是非付き添って観察してください. 血栓が毎回かなりひけることに驚愕します. そして, メンテナンスをしっかり行わないとカテーテル・ヘモフィルターを初めとする血液浄化回路の寿命を短くするであろうことを直感します.

　②　生理食塩水でフラッシュします. 筆者知人 CE は「僕は, かなりの勢いでフラッシュします. 血栓を飛ばす可能性があるといわれるかもしれません. 血栓を飛ばさないとカテーテルは劣化していくからです」といいます. こういった話は成書に書きづらい面があります.

　先端孔と側孔をもつカテーテルに優しく生理食塩水を通しても, 多くはサイドホールから排出されます. ある程度フラッシュの勢いが強いとき, 先端に流れま

JCOPY 498-16662

す 図9.

③ ヘパリン加生理食塩水でロックします. ヘパリン原液でロックする施設も
あります. 筆者は中心静脈カテーテルや末梢静脈カテーテルに対してのヘパリン
ロックは好みではありません. ヘパリン起因性血小板減少症のリスクとなるから
です. しかし, 血液浄化用カテーテルのメンテナンスの重要性が身に染みたので,
ヘパリンの使用はやむを得ないと考えています.

ヘパリン原液を使う場合は注意が必要です. ヘパリン原液は 1,000 単位/mL
です. 1mL 多めにサービスするとそれだけで 1,000 単位全身投与したことにな
ります. 深部静脈血栓症予防目的の標準使用量が 10,000 単位/日程度であり,
かなりの量です. 回路内腔量 図8 を把握し, 節度をもって量を設定しなけれ
ばなりません.

**参考文献**
1) 小尾口邦彦. ER・ICU 診療を深める 2 リアル血液浄化 Ver.2. 中外医学社; 2020.

# 透析液・ろ過液の組成を意識しよう

**昔を知る筆者知人 血液透析関連メーカー社員**
「今は水の洗浄レベルが良くなりましたな〜．昔は透析中，がたがた震える患者が結構いたんですわ．洗浄レベルが低くて，自然界に多くあるエンドトキシンといったものの除去が不十分だったと思いますわ．」

## 維持血液透析・HD においては水道水を使用する[1]

維持血液透析においては，透析粉 **図1**（あるいは濃縮した透析液 **図2**）を水に溶かし透析液を作成します．透析液粉末 キンダリー®透析剤 4E（扶桑薬品工業，薬価 1,834 円，2023 年 11 月現在）から 350L の透析液を作れます．バッグ製剤（2L で 1,000 円程度）とはコストが全く違います．もちろん，水は，水道水を超洗浄して使用するので，かなりの手間とコストはかかります．透析液は半透膜を介して血液と対峙するので，透析液が汚染されていると，汚染物質が体内に侵入することとなります．洗浄水を作るのにコストはかかりますが，透析粉と水から作成するので非常に低コストかつ莫大な量を作れます．

透析原理（拡散原理）は，分子量 500 以下の物質に有効に働きますが，分子量が大きくなるにつれて拡散原理は通用しなくなります．エンドトキシンの分子量は 5,000〜8,000 程度であるのでごくわずかしか血液に入らないのですが，逆に言えば，そのわずかが問題となります **図3a**．余談ですが，透析液の洗浄度は今も透析液中のエンドトキシン濃度で評価します．

この水道水汚染の問題は HF（血液ろ過）であると桁違いに問題が大きくなります **図3b**．透析液を補充液として，血液に直接入れるからです．汚染物質が小分子であろうが中分子であろうがすべて入ります．

JCOPY 498-16662

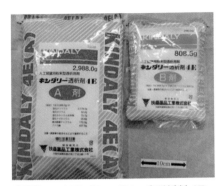

**図1** 透析粉（キンダリー®透析剤4E：
扶桑薬品工業）

A剤・B剤を合わせて4kg弱あり，水に溶かし
350Lの透析灌流液を作る．

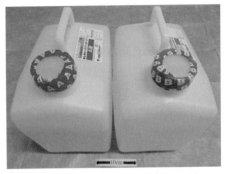

**図2** 透析液（キンダリー®透析剤AF4
号：扶桑薬品工業）

A剤・B剤を合わせて14kg弱あり，主に透析室外
の個人透析で用いる．

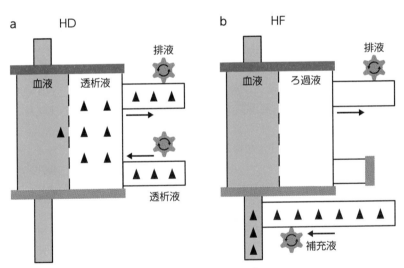

**図3** 血液浄化液が汚染されているときのイメージ

▲：汚染物質

# HF はバッグ製剤を使用する

一方，HF を必要とする患者がいました．透析困難症患者です．HD は小分子を大量に除去するので血漿浸透圧が大きく変化します．それに耐えられない患者や，$\beta_2$ ミクログロブリンなど中分子を取り除かな

$$血漿浸透圧 = 2Na^+ + 2K^+ + \frac{血糖値}{18} + \frac{BUN}{2.8}$$

血漿浸透圧式は，小分子だけで構成されるため小分子の除去効率が高い HD によって血漿浸透圧は大きく下がる．不均衡症候群につながりやすい．

ければならない透析アミロイド症といった患者に HF が施行されました．HF はところてんのように血液をフィルター通じて押し出す治療です．血液中の水分と電解質のバランスはそのまま押し出されるので，血漿浸透圧への影響はほぼゼロです．ただし HF を行うためには，それまでの透析液とは比較にならないほど高度な水の洗浄が要求されます．

その対応として，輸液製剤と同様に工場という清潔環境で作成された補充液を必要としました．これなら汚染リスクゼロです．サブラッド®-A（扶桑薬品工業）が 1983 年に発売されました（➡ p.182）．1 回の治療量は体重の 1/3 程度と決められ，今も HF の保険制限量は 12〜15L/日とされます．この保険制限が，CRRT の保険制限量 15L/日に流用されたと言われます．

オンライン HDF（後述）がかなり普及しましたが，小分子も中分子も大量に除去するので体質的に合わない患者に対して，オフライン HDF（後述）が行われる施設があります．一般的な透析の後に追加で行うニーズもあります．この場合，保険制限量は 6〜12L/日に減ります．

サブラッドなどバッグ製剤は，ほぼ CRRT のみに使用されているのかと，バッグ製剤メーカーに尋ねたところ，維持血液透析目的は CRRT 目的と同程度の出荷金額があり，出荷数は増えているようです．

# HF は HD と融合し HDF に進化した

維持血液透析患者の 1/5 程度が HDF になり存在感が増えつつあります．

水道水由来の透析液を HF に使用することはできなかった事情を先に説明しましたが，高度な洗浄により透析液を補充液とし，HDF を行います．そのために

JCOPY 498-16662

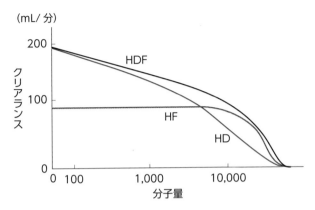

**図4** HD・HF・HDFのクリアランスの比較
文献2より改変

水道水の浄化においてエンドトキシン捕捉フィルターを使用します．水道管というラインにつながっているのでオンラインHDFと称します．それに対して，バッグ製剤を使うHDFは，水道管につながっていないのでオフラインHDFとよびます．よって，我々がICUで行うCHDFはオフラインCHDFであると言えます．

　HDFはHDとHFのハイブリッドであり，小分子～中分子までまんべんなく除去することで **図4**，生命維持に重要な小分子のコントロールだけでなく，長期透析合併症に関係する$\beta_2$ミクログロブリンなど中分子除去を目指します．

## 血液ろ過用補充液

　読者が働く施設は，CRRT用血液浄化液として，サブラッド®（扶桑薬品工業）**表1中段** か，サブパック®（ニプロ）を使用しているはずです．

　サブラッド・サブパックの正式名称は，「血液ろ過用補充液」です．もう読者はわかりましたよね．

　HF用に開発された「血液ろ過用補充液」を我々は，CRRTのろ過用補充液としても，透析液としても使用しています．かつて透析液としての使用は保険適用外使用とされたのですが，当局から透析液としての使用が追認されました．

　水道水から作った透析液をバッグ製剤に変えただけです．組成を変える必要はありません．よって，維持血液透析用透析液と血液ろ過用補充液の組成はほぼ同

表 1

**維持血液透析用透析液の組成**

| 電解質濃度（mEq/L） | | | | | | | | ブドウ糖 (mg/dL) |
|---|---|---|---|---|---|---|---|---|
| Na⁺ | K⁺ | Ca⁺⁺ | Mg⁺⁺ | Cl⁻ | CH₃COO⁻ | HCO₃⁻ | P※ | C₆H₁₂O₆ |
| 140.0 | 2.0 | 3.5 | 1.0 | 112.3 | 8.0 | 27.5 | 0.0 | 125.0 |

※P 値は組成表に通常掲載されない
キンダリー透析剤 4E（扶桑薬品工業）の組成

**血液ろ過用補充液の組成**

| 電解質濃度（mEq/L） | | | | | | | | ブドウ糖 (mg/dL) |
|---|---|---|---|---|---|---|---|---|
| Na⁺ | K⁺ | Ca⁺⁺ | Mg⁺⁺ | Cl⁻ | CH₃COO⁻ | HCO₃⁻ | P※ | C₆H₁₂O₆ |
| 140.0 | 2.0 | 3.5 | 1.0 | 111.5 | 0.5 | 35.0 | 0.0 | 100.0 |

※P 値は組成表に通常掲載されない
サブラッド（扶桑薬品工業）の組成，サブパック（ニプロ）もほぼ同じ組成

**血液の組成の基準値**

| 電解質濃度（mEq/L） | | | | | | | |
|---|---|---|---|---|---|---|---|
| Na⁺ | K⁺ | Ca⁺⁺ | Mg⁺⁺ | Cl⁻ | CH₃COO⁻ | HCO₃⁻ | HPO₄⁻⁻ |
| 140.0 | 4.0 | 5.0 | 3.0 | 103.0 | 0.0 | 24.0 | 2.0 |

じです 表1 .

　維持血液透析用とほぼ同じ組成の血液ろ過用補充液を我々は CRRT に使用することが，時として問題を生みます．

　基本的に，ろ過液や透析液の成分に，患者の血液組成は近づきます．

　以後，CRRT に用いられる血液ろ過用補充液の各成分について考えてみましょう．

　表1 の中段と下段を比較しながら読み進めてください．

## Na 透析液・ろ過液濃度 140mEq/L

　患者の血清ナトリウム（Na）が 140mEq/L から大きく離れているときに問題となります．

　例えば，患者の血清 Na が 120mEq/L であったとします．その状況で，CRRT を行うと 140mEq/L に短時間で到達します．しかし，Na の急速補正は，ODS（osmotic demyelinating syndrome：浸透圧性脱髄症候群）の発症リスクがあります．以前は，CPM（central postine myelinolysis：橋中心髄鞘崩

JCOPY 498-16662

壊症）とよばれましたが，ダメージを受けるのが橋とは限らないのでODSに変更されました．Naの変化（補正）は10mEq/L/日以下でなければなりません．よって，可能であればCRRTより，10mEq/L/日以下ルールを守りながらのNa補正が優先されます．肺水腫や高カリウム（K）血症などで血液浄化を行わざるを得ない場合は，補充液（透析液）を，例えば，1号液などと混合することによりNa濃度が低い液に改造せざるを得ません．

## K 透析液・ろ過液濃度 2.0mEq/L

　急性腎不全，慢性腎不全を問わず，高K血症は恐れられます．一方，ろ過液（透析液）のKがゼロで良いかと言うと，患者の元のKが低いとき，極端な低K症となる可能性があります．脱力や致死性不整脈につながります．よって，妥協的にろ過液（透析液）は2.0mEq/Lに設定されています．実際，低K血症患者にCRRT・IRRTを行うと，極端な低K血症となるリスクは頭の片隅に置かなければなりません．また，ろ過液（サブラッドなど）にKCLを注入し改造するテクニックがあります（ろ過液1LあたりKCL 2mEqを加注）．KCLの誤静脈注射・サブラッドの汚染といったことにつながりかねず，おすすめできません．

　また，CRRTの小分子除去能力はどのモードであってもHDの能力にはるか及びませんが，K除去装置としてかなり優秀です．CRRTを使用しても血清K濃度が上昇するとき
- 極度の代謝性アシドーシス
- 下肢虚血・肝壊死などによる広範囲細胞崩壊
- ナファモスタット（フサン®）の副作用

などを考えます．筆者はナファモスタットによる血清K濃度上昇を数症例経験しました．

## Mg 透析液・ろ過液濃度 1.0mEq/L

　Kと同じコンセプトで濃度設定されます．
　マグネシウム（Mg）は腎臓から排泄されるので，慢性腎不全患者や維持血液透析患者の血清Mg濃度を下げるために低めに設定されています　表1．
　慢性腎不全患者における高Mg血症の大半は医原性によるものです．酸化マグネシウムは今も便秘薬の基本ですが，特に高齢・腎機能低下・高度便秘患者に投与すると，便秘薬の消化管内滞留により高Mg血症をきたすことがあります．実際，死亡例の報告があったことから，特に高齢・腎機能低下患者への処方は

「慎重投与」です．"にがり" などを健康食品として摂取している場合にも注意が必要です．

　一方，そういった要因のない急性腎障害患者の血清 Mg 濃度は高くなく，長時間・高強度の CRRT により，むしろ医原性低 Mg 血症を招く可能性があります．また，フロセミド（ラシックス®）によって尿への Mg 排泄は増加します（余談ですが，高 Mg 血症の治療の１つにフロセミド投与があります）．致死性不整脈・ぜんそく重積発作・子癇発作（予防含む）患者などは血清 Mg 濃度を高く保ちたいことが多いことにも注意が必要です．また，近年，維持血液透析患者における Mg 不足は，動脈硬化や虚血イベントにつながることがわかり，やはり低 Mg 血症を回避することが重視されます．

　多くの低 Mg 血症は低カルシウム（Ca）血症・低 K 血症を伴うことにも注意しましょう．

| 機序 |
| --- |
| マグネシウム低下⇒副甲状腺ホルモン分泌抑制⇒低カルシウム血症 |
| マグネシウム低下⇒腎尿細管でのカリウム再吸収低下⇒低カリウム血症 |

## $HCO_3^-$ 重炭酸イオン 血液ろ過用補充液 35mEq/L

　$CH_3COO^-$（酢酸イオン）も体内で代謝されアルカリ成分として振る舞い，$HCO_3^-$ に変化します．

　$CH_3COO^- + HCO_3^-$ は，維持血液透析液用透析液・血液ろ過用補充液ともに，35.5mEq/L です 表1．透析液中の雑菌繁殖を防ぐためには，酢酸イオンのほうが好ましく，かつて酢酸イオンのみがアルカリ成分であった時代もありました．しかし，酢酸不耐症の問題があり，$HCO_3^-$ が重視されるようになりました．ただし，雑菌増殖を防ぐために酢酸イオンをゼロとはできず，水道水から作られる維持血液透析液用透析液には 8.0mEq/L，工場で清潔に作られる血液ろ過用補充液においてもわずかですが 0.5mEq/L 含まれます 表1．

　いずれにしても，最終的に $HCO_3^-$ 35.5mEq/L となります．

　透析直前の維持血液透析患者は，代謝性アシドーシスを呈します．ショック患者の大半は，相当な代謝性アシドーシスを呈します．透析液や補充液の $HCO_3^-$ は 35.5mEq/L と，一般人の正常値 24mEq/L より非常に多いです．代謝性アシドーシスは $HCO_3^-$ が不足している状態であり，35.5mEq/L との落差を利用して $HCO_3^-$ を大量に補給し，代謝性アシドーシスの改善をねらいます．また，

JCOPY 498-16662

$HCO_3{}^-$ の補充だけでなく，敗血症において生み出される有害な無機酸を除去する意味においても重要です．

やはり CRRT における注意点があります．重症患者の大半は治療開始時点において代謝性アシドーシスがありますが，さまざまな影響により回復期に代謝性アルカローシスに悩まされることは少なくありません．CRRT もその要因の 1 つです．長時間施行すると，血清 $HCO_3{}^-$ を 35.5mEq/L に近づける方向に働きます．

> 敗血症性ショック患者が ICU 入室．無尿であり，心不全傾向もあったので，CRRT が開始された．CRRT を開始してしばらくすると，血圧が上がり始めた．

このようなシーンはしばしばあります．「血圧がすーっと上がりました．炎症性サイトカインが抜けたせいですかね」と推理されることも多いですが，筆者は，CRRT によって $HCO_3{}^-$ が強力に補正（補充）されることによると考えています．

> 重症呼吸不全患者の状態が悪くなり，残された時間は 1 時間，あるいはそれより短いと考えられた．
> **駆けつけた家族**「末の弟だけが間に合わない．あと 2 時間は絶対もたせて欲しい．」

実臨床において，このような状況はしばしばあります．要望に応えざるを得ないこともあります．筆者は，そのようなとき，代謝性アシドーシスがあるなら，炭酸水素ナトリウム $NaHCO_3$（メイロン®）を 50mL 程度投与します．血圧がすーっと上昇することが大半です．ただし，換気が保たれていればという条件つきであり，20〜30 分程度で効果は消えます．「弟が間に合うまで」数回投与を繰り返すかもしれません．もちろん，スタンダードな治療ではありません．

CRRT 開始による血圧上昇も，$HCO_3{}^-$ が補充されるという点において全く同じではないでしょうか．

## 最重症敗血症にハイフロー CHD で対応した症例

維持血液透析患者. 発熱, 背部痛などの初発症状に対して, かかりつけ医は, NSAIDs・抗菌薬（キノロン）などにより対応していた. 初発症状から 2 週ほどして筆者施設へ来院. WBC 54,800/μL, CRP 27.10mg/dL と高度炎症反応があり, 腹部 CT にて巨大後腹

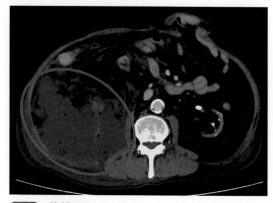

**図5** 腹部 CT
右後腹膜に巨大膿瘍がみられる.

膜膿瘍が判明した **図5**. 同日, ドレナージ術が施行された. ドレナージ翌日, 肩で息をするような頻呼吸（Kussmaul 呼吸）を呈した. 心電図において wide QRS や ST 変化がみられたため, 当初, 虚血性心疾患が疑われ, ICU 入室にやや時間を要した **表2**.

**表2** 最重症敗血症患者の血液ガス・乳酸値の推移

| | 前日 | 急変（頻呼吸）覚知後経過時間 | | | | | | | | |
| --- | --- | --- | --- | --- | --- | --- | --- | --- | --- | --- |
| | | 10m | 2h9m | 2h24m | 6h | 8h | 11h | 15h | 19h | 27h |
| pH | 7.384 | 7.143 | 6.937 | 7.195 | 7.343 | 7.369 | 7.435 | 7.355 | 7.333 | 7.364 |
| $HCO_3^-$ (mmol/L) | 21.8 | 6.8 | 7.0 | 13.8 | 14.4 | 13.9 | 14.0 | 11.4 | 16.8 | 21.5 |
| BE (mmol/L) | -2.9 | -22.2 | -24.0 | -15.1 | -11.3 | -10.0 | -8.7 | -12.6 | -8.2 | -3.5 |
| 乳酸 (mmol/L) | 2.8 | 12.2 | 13.7 | 14.1 | 18.7 | 10.8 | 8.9 | 10.5 | 7.9 | 4.3 |

2h ごろ ICU 入室, 2h15m 挿管・人工呼吸開始・$NaHCO_3$（メイロン 7％静注）125mL 投与, 3h ごろ CHD 開始（透析液流量 2,000mL/時）

　心電図変化は極度の代謝性アシドーシスによるものであり, ICU 入室後, 代謝性アシドーシスの改善に伴い消失しました. 急変直後の血液ガスにおいて $HCO_3^-$ は 6.8mmol/L と著減, 乳酸値のピークは 18.7mmol/L まで到達しまし

JCOPY 498-16662

たが，なんとか救命できた症例でした．

本症例において，$HCO_3^-$は時間経過に応じて少しずつ増えたようにみえます．一方，CHD の設定は透析液流量 2,000mL/時（2,000mL に $HCO_3^-$ 70mEq 含有）であり，相当な量の $HCO_3^-$ を血液に持続的に補充しています．血液ガスにおける $HCO_3^-$ は，少しずつ増えているものの，ゆっくりです．恐ろしく $HCO_3^-$ が消費されたことを示唆します．

このような絶望的な代謝性アシドーシス，高乳酸血症に対しては，保険制限量 15L/日（625mL/時）などという血液浄化液流量で対応できるわけがなく，思い切った浄化液量設定が重要です．筆者であれば，迷わず 2L/時といった設定をします．$HCO_3^-$ の補充目的だけではなく，血液中に無機酸が膨大にあり，CRRT はそれも取り除きます．数時間，あるいは 1 日ほど時間が経過し，$HCO_3^-$ の消費傾向が解消されたと判断したタイミングで，通常の流量とします．2L/時という透析液流量をあえてハイフロー CHD と記載しましたが，海外でこの設定をハイフロー CHD とよべばおそらく笑われます．一般的な流量です．また，保険制限量という言葉に注意が必要です（➡ p.124）．

もちろん，CRRT だけで救命できたのではなく，大量輸液・挿管・人工呼吸・血管作動薬・広域抗菌薬などを適切に使えるか，すべてを遺漏なく行えるかが重要です．

## P 透析液・ろ過液に含有しない

維持血液透析患者管理においてはリン値を下げることに関心が割かれます．血中リンの濃度が高いと 2 次性副甲状腺機能亢進症が引き起こされ骨から Ca が血中に放出されます．骨がもろくなる問題もありますが，血中高 Ca・高リン（P）血症により異所性石灰化が引き起こされます．長期透析患者の腹部単純 X 線撮影で石灰化により大血管の走行を追えるケースがありますよね．高度な異所性石灰化（動脈壁中膜に起こりやすい）の証しです．透析患者の長期予後に血清 P 濃度が関わっており，血清 P 濃度が 6.5mg/dL を超えると相対死亡率が 2 倍になるとも言われます．

P の多い食事の制限・P 吸着剤の服用などによりコントロールします．筆者知人は透析患者にチーズケーキを差し入れて怒られていました．チーズは P 含有量が多い食物の 1 つなのですね．

一方，急性期医療の血液浄化療法においては低 P 血症がかなりの頻度で問題となります．急性腎障害患者は，もともとの血漿中の P 濃度が正常であるうえ

に，透析液・ろ過液にＰが入っていないので高強度の血液浄化療法を行うとゼロに近づきます．Ｐはエネルギーの利用や貯蔵に関わり生命活動に必須であるATPの原料であるので，原因不明の「意識障害・循環動態不安定・呼吸器離脱困難」などをみかけたら低Ｐ血症を除外しなければなりません．リフィーディング症候群にも大きく関係しています．

CRRTによる低Ｐ血症の問題はかなり以前から指摘されていましたが，近年，さらに強調されるようになりました[3]．血液浄化液へのＰの補充，血清Ｐ濃度の２回/日測定といった取り組みも提唱されています．筆者は，CRRTのみならずICUへ入室する患者において低Ｐ血症は珍しくなく，また血清Ｐ濃度は日々かなりダイナミックに動くので，ICU入室患者においては，毎日血清Ｐ濃度を測定し，低Ｐ血症を見逃さないようにする姿勢が重要と考えています．

> 腎臓内科医・透析医の関心事: 高リン血症・高マグネシウム血症・低マグネシウム血症[※]
> 集中治療医の関心事: 低リン血症・低マグネシウム血症
> [※]近年，透析患者の低マグネシウム血症が動脈硬化・心血管イベント増に関連するとされる（➡ p.82）

## ブドウ糖 透析液 100〜150mg/dL ろ過液 100mg/dL

かつて現在の100mg/dLよりはるかに高い糖濃度の透析液が使用されました．しかし，細菌の増殖リスクが高まることから，逆に糖フリーが主流である時代がありました．糖フリーであると低血糖リスクがあります．また，維持血液透析患者の半数は糖尿病を合併しているため，低血糖は避けなければなりません．よって，現在の設定となりました．

**参考文献**
1) 小尾口邦彦. ER・ICU診療を深める2 リアル血液浄化 Ver.2. 中外医学社; 2020.
2) 乳原善文, 監修. 上野智敏, 著. 〜至適透析を理解する〜血液透析処方ロジック. 中外医学社; 2019.
3) Honoré PM, Jacobs R, Joannes-Boyau O, et al. Con: Dialy- and continuous renal replacement (CRRT) trauma during renal replacement therapy: still under-recognized but on the way to better diagnostic understanding and prevention. Nephrol Dial Transplant. 2013; 28: 2723-7.

JCOPY 498-16662

# 透析トラウマ・CRRT トラウマを意識する

近年，透析トラウマ・CRRT トラウマ[1-3] という概念が提唱されました．

トラウマの原因自体は，目新しい内容ではありません．以前から指摘されてきた血液浄化療法のピットフォール集です．トラウマを知ることは，血液浄化療法のレベルアップに必ずつながります．

## 良くも悪くも一律に物質除去

HD・CHD に代表される拡散原理による血液浄化は，分子量 500 以下の水溶性物質であれば，一律に効率良く取り除く，かなり大胆な治療です．有害な尿毒素を取り除いてくれますが，有益な栄養素・抗菌薬・水溶性ビタミンなどもごっそり失われます．CHF・CHDF も CHD と同じ効率で小分子を除去し，さらに中分子も除去します．時間をかけて血液浄化できるのが CRRT の持ち味ですが，長期にわたって（数日以上）高血液浄化液流量で運転するのであれば，「失われる物質」への対策が必要です．経腸栄養・カルニチン補充が重視されます．

薬剤も，水溶性，分子量 500 以下といった条件があれば，CRRT によって抜けまくります．厳密には，蛋白結合率が重要です．蛋白結合率が高いとアルブミン（分子量 6.6 万）に付着するので CRRT による除去はされませんが，蛋白結合率が低いと抜けまくります．CHF であれば，中分子まで除去されます．

薬剤，特に抗菌薬の喪失が一番の問題として近年，強調されます．

薬剤損失の問題は次章でまとめます．

## 良くも悪くも透析液・ろ過液組成に近づく (➡ p.80)

透析液・ろ過液組成は，週 3 回・限定された時間行われる維持血液透析を想定して設計されました．しかも，恐ろしく昔に決められた設定です．代謝性アシ

ドーシスがある患者であれば，透析液・ろ過液中の $HCO_3^-$ 濃度は 35mEq/L 程度と非常に濃く，代謝性アシドーシスの補正にパワーを発揮しますが，代謝性アシドーシスがない患者であれば，極度の代謝性アルカローシスに導くデバイスとなります．このように，透析液・ろ過液組成が，必ずしも眼前の患者にあっているとは限りません．特に CRRT においては，低 P 血症・低 Mg 血症などが問題となりやすいです．海外においては，電解質や $HCO_3^-$ の濃度が違う数種類の CRRT 用血液浄化液が販売されているようなのですが，日本においては，ほぼ同組成のサブラッド®・サブパック®のみです．

## 熱損失

いかなる体外循環であっても，血液を長い回路に導いて戻すので，返血するときに血液は室温程度となります．しかも血液流量 $Q_B$ が大きいので，熱損失が大きく低体温の原因となりやすいです．よって，ECMO 装置にヒーターをつけ温度調整をするのは標準治療となりました．CRRT 機器もヒーターを有するようになりましたが，使用しないケースが多いのではないでしょうか．低体温時には，ヒーターは強力に体温を上昇させるので有効です．メーカーにより回路の温め方が異なります．透析液だけを温め補充液を温めない古い機種であれば，補充液の流量に応じてヒーターの効果は薄れます．体温低下をとことん防ぎたいときはヒーターの利用に加えて，脱血側・返血側の両方をアルミホイルでラッピングします．筆者は，重度寒冷凝集素症患者に対してアルミホイルラッピングを徹底的に実践したところ有効であった経験があります．

## 維持血液透析 HD で血圧が不安定となる理由

維持血液透析で用いられる HD において，なぜ血圧が不安定となるか？ を 図1 に目を通して復習しましょう．HD は，小分子を優先的に「抜く」ので，血管内脱水となることが要因です．

JCOPY 498-16662

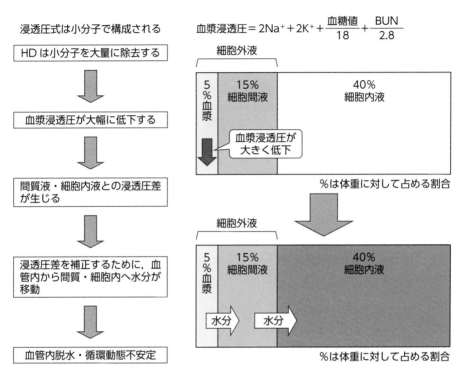

**図1** HD により血圧が不安定となる理由

## CRRT による循環動態不安定

「循環動態が不安定なこの患者に CRRT は無理です」といった発言は，CRRT に不慣れな医療者から発せられる場合が多いです．多くの重症患者はかなりの代謝性アシドーシスを合併することが大半であるので，代謝性アシドーシスを強力に補正する CRRT によって血行動態は安定化しやすいです（➡ p.82）．

透析トラウマ・CRRT トラウマを提唱した海外論文[2] において，以下のように書かれます．

- 肺動脈カテーテルによる血行動態モニタリングによって，**低血液流量 $Q_B$（150mL/分未満）であれば，循環動態に影響しないことがわかっている．**
  ←日本においては，血液流量 150mL/分は超高流量ですが，海外においては，普通の流量であることが示唆されます．

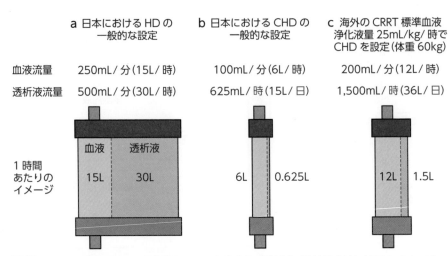

**図2** 日本の HD・CHD，海外の CHD の血液流量・透析液（血液浄化液）流量のイメージ

- 対照的に，高血液流量（200mL/分以上）では，著明な心係数の低下や血管内容量の低下がみられることはある．その場合には，透析液を止め，血液流量を 100mL/分に下げる．

　日本の標準的な維持血液透析の設定 **図2a**，日本における一般的な CHD 設定 **図2b**，海外の標準的な CHD 設定 **図2c** の血液流量・透析液流量をイメージで比較してみましょう．日本や海外で CHD がポピュラーという意味ではありません．イメージしやすい CHD で説明します．

　日本の CHD 設定は，血液流量も少ないですが，透析液流量はその少ない血液流量の 1/10 程度しかありません．筆者は，日本の CRRT 設定について「泥水をわずかな水で洗うので，泥水にほとんど変化がない」と説明します．

　海外の CRRT 設定において，近年，血液流量は 200mL/分程度が標準となり，日本の維持血液透析の血液流量 250mL/分に近づきました（海外の維持血液透析において血液流量は 300〜350mL/分とさらに大きいようです）．海外の CRRT 透析液流量も，「泥水をわずかな水で洗う」状況ではありますが，日本の状況より「かなりまし」です．よって，「高血液流量（200mL/分以上）CRRT 時，循環動態が不安定となれば，さすがに血液流量を 100mL/分に下げ様子をみよう」とされたのだと考えます．

　日本においてそのような設定を追求するのであれば同様の対応が必要ですが，

**JCOPY** 498-16662

日本における一般的な設定 **図2b** で CRRT を運転しているのであれば，血液流量を変える必要はありません．血液流量 150 mL/分であっても，保険制限量を守っているのであれば，「泥水に対して，洗い水が極度に少ない」状況に変わりはなく，血液流量を下げる必要はありません．

**参考文献**

1) Bagshaw SM, Gibney N. Renal support in critically ill patients with acute kidney injury. N Engl J Med. 2008; 359: 1960-1.
2) Maynar Moliner J, Honore PM, Sánchez-Izquierdo Riera JA, et al. Handling continuous renal replacement therapy-related adverse effects in intensive care unit patients: the dialytrauma concept. Blood Purif. 2012; 34: 177-85.
3) Honoré PM, Jacobs R, Joannes-Boyau O, et al. Con: Dialy- and continuous renal replacement (CRRT) trauma during renal replacement therapy: still under-recognized but on the way to better diagnostic understanding and prevention. Nephrol Dial Transplant. 2013; 28: 2723-7.

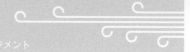

# CHAPTER 10

# CRRT と抗菌薬投与計画と TDM

## CRRT 中抗菌薬投与量設定の難しさを知ろう

CRRT 運転中の薬剤投与量の設定は注意が必要であり，特に，抗菌薬治療は難しさを抱えます．**透析トラウマ・CRRT トラウマの最大原因は**，この問題です[1]．

以前は，セフェム系抗菌薬であれば…といった抗菌薬の系統別投与量ルールがありましたが，現在は，個別の抗菌薬によって異なる CRRT dose（CRRT 運転時の薬剤投与量）を調べて，決定せざるを得ないです．

ただし，CRRT dose 自体が難しさを抱えます．感染症専門医必携の「サンフォード感染症治療ガイド」[2] を例にとって考えてみましょう．

### 問題点 1　CRRT というざっくりとしたくくり

例えば，メロペネムであれば腎機能によって，投与量が定められます **表 1**．

CRRT 運転中であれば，1g12 時間ごとです．

本書を通読した読者は，筆者の不満を想像できるのではないでしょうか．

CRRT といっても，CHD と CHDF と CHF などモードによって，パフォーマンスは異なります．ただし，小分子へのパフォーマンスはほぼ同じです（➡ p.4 **図 3**）．メロペネムの分子量は 437.51 と 500 以下であるので，モードごとの差は気にしなくて良いですが，バンコマイシン（分子量 1,447）であれば，モードによって除去率は大きく異なります．さらに血液浄化液流量（サブラッド ® などの使用量）によって除去率は大きく異なります．

それにもかかわらず，「CRRT 1g12 時間ごと」です．これにはやむを得ない背景があります．多くの研究試験論文に目を通してガイドラインは作成されるわけですが，その元論文自体が，多種多様なモードと血液浄化液流量で構成されます．それらを統合することなどできるわけがありません．そこで，「CRRT 1g12 時間ごと」などと，CRRT を知る医療者からしたら，ざっくりとした表現とな

**表1** 腎障害時の用量調整例　メロペネム

| 腎機能正常時の用量 | 1g 8時間ごと |
|---|---|
| CrCl＞50〜90（mL/分） | 1g 8時間ごと |
| CrCl 25〜50（mL/分） | 1g 12時間ごと |
| CrCl 10〜25（mL/分） | 0.5g 12時間ごと |
| CrCl＜10（mL/分） | 0.5g 24時間ごと |
| 血液透析 | 0.5g 24時間ごと（透析日は透析後投与） |
| CAPD | 0.5g 24時間ごと |
| CRRT | 1g 12時間ごと |
| SLED | 0.5g 8時間ごと |

CAPD: continuous ambulatory peritoneal dialysis（連続携行式腹膜透析），
SLED: sustained low-efficiency dialysis（持続低効率血液透析）
文献2より改変

ります．また，日本の設定は「保険制限量に縛られている現状（➡ p.124）」のために，海外の標準的な血液浄化液流量設定よりかなり少ないので，海外のデータをそのまま使って良いのかという問題もあります．

さすがに最重要抗菌薬の1つであり使用頻度が高いバンコマイシンは同ガイドラインにおいて，「CRRT（濾過流量20〜25mL/kg/時間）: 7.5〜10mg/kg 12時間ごと（Am J Health Sys Pharm 77: 835, 2020）」と，血液浄化液流量と根拠となる論文を，ある意味限定して示しています．濾過流量と表現されているので，事実上，CHDFかCHFにおける数値であるとも限定しています．

### 問題点2 抗菌薬治療において初期投与量と維持投与量は違う

排出孔が大きなバスタブ **図1a** と小さなバスタブ **図1b** があったとします．栓が開放されているとき，前者は相当な量の水を入れ続けなければ水面の維持ができません．後者は水面の維持は楽です．しかし，いずれのバスタブも，まずは最初にしっかり水を入れて水面を上げなければなりません．最初に必要とする水の量は同じです．貯めてからの排水量が違い，減り方が違うわけです．

腎機能による薬剤の調整もそれに似ています．

重症度が高くない感染症であれば，抗菌薬がじんわり効いてもおそらく予後に関係ありません．

しかし，敗血症性ショックといった重症感染症であれば，抗菌薬を少しでも早く効かせなければなりません．有効濃度に達し，あるいは有効濃度を一定の時間

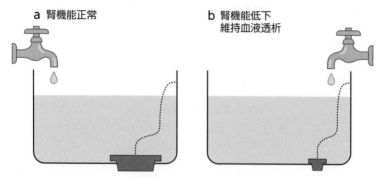

**図1** 排出孔の大きなバスタブと小さなバスタブ

維持しなければなりません．あるいは，黄色ブドウ球菌といった感染性心内膜炎を合併しやすい菌であれば，血液から一刻も早く菌を消失させなければなりません．

　腎機能が良い患者は，抗菌薬濃度を維持するための抗菌薬の量は多く必要ですし，腎機能が悪い人は少なくて済みます．

　しかし，最初に満タンにするための量は腎機能に関係なく同じです．キノロン系抗菌薬であれば，維持血液透析患者の分布容積は大きいため，初期投与量を増量して良いとすら言われます．急性腎不全によって間質や細胞内水分量が増えるので，やはり，多くの薬剤において初期投与量を増量しても良いのではと言われます．実際にそこまですることはありません．

　抗菌薬の維持量を初期量として設定することは，10年ほど前は，一般医の間で主流であり，今もしばしばみかけます．「サンフォード感染症治療ガイド」[2] において，セファゾリンの項目においては「腎不全のある重症患者の場合は，推奨された減量処方を開始するまえに最初に十分量の投与を考慮する」とあるのですが，この記載がない抗菌薬も多いです．

**JCOPY** 498-16662

維持血液透析患者が敗血症性ショックにより ICU 入室．CRRT が開始された．中心静脈カテーテルが長期間留置されており，カテーテル関連血流感染症が疑われた．

**ICU 当直医**

「絶対 MRSA をカバーしなければならない．やはりメロペネム＋バンコマイシンかな．体重 60kg だし，サンフォードを参考にして，バンコマイシンの初回投与量は 0.5g，メロペネムは 1g とし，12 時間ごとに投与しよう．」

**翌日のカンファレンスにて筆者**

「黄色ブドウ球菌による血流感染症は，感染性心内膜炎を含めた全身の合併症を起こし，あるいは急死もあり得るのでバンコマイシンを投与したのは大正解．しかし，こんな重篤な感染症であれば，最初に一気に抗菌薬の濃度を上げなければならないのに，CRRT の維持量が設定されている．」

　筆者であれば，体重 60kg の患者の腎機能が良かろうが悪かろうが，バンコマイシンの初回投与量は 1g 以上に設定します．体重がさらに大きければ，平気で 2g を投与することもあります．バンコマイシンの濃度を急速に上昇させたければ，初回ローディング量を投与するか **図2**，初日の投与回数を 3 回に増やさなければなりません．後者については，後ほど解説します．

　メロペネムも同様です．初日は，腎機能が悪い患者でも，1g を 1 日 3 回投与するかもしれません．

　今やスタンダードとなった岡秀昭先生による感染症プラチナマニュアル[3] においても，冒頭の感染診療の 8 大原則の 1 つとして，「抗菌薬の投与量は多めがよい．（中略）いかなる腎機能でも初回の抗菌薬投与量は同じである」とあり，通常投与量と，腎機能障害患者への追加投与量が併記されています．

---

「サンフォード　ファイザー」で web 検索をすると，ファイザー社が提供する「サンフォード感染症治療ガイドライン」を無料で利用できる HP にアクセスできます（最終閲覧 2023 年 10 月 9 日）．部分的な機能ですが，抗菌薬名を入れて調べる機能は非常に便利です．ストロングリコメンドします．

---

### 筆者が黄色ブドウ球菌の怖さをまざまざと感じた症例

　かなり以前に筆者が噂で聞いた症例です．

　下痢を主訴に来院した患者．脱水があり入院となったが全身状態は比較的安定していた．左前腕に 3cm 大の蜂窩織炎があり，ER 担当医は念のため血液培養 2 セット 4 本を提出した．CRP 3mg/dL 程度．翌日，血液培養の 1 本が陽性となり，黄色ブドウ球菌である可能性が高いとの報告が細菌検査室より主治医に伝え

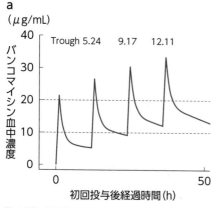

**a**
（μg/mL）

Trough 5.24　9.17　12.11

バンコマイシン血中濃度

初回投与後経過時間（h）

First 24hr AUC 246.68 μg h/mL（AUC/MIC 246.68）
First 24-48hr AUC 413.19 μg h/mL（AUC/MIC 413.19）

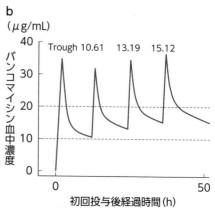

**b**
（μg/mL）

Trough 10.61　13.19　15.12

バンコマイシン血中濃度

初回投与後経過時間（h）

First 24hr AUC 393.38 μg h/mL（AUC/MIC 393.38）
First 24-48hr AUC 486.7 μg h/mL（AUC/MIC 486.7）

**図2　初回ローディングの有無によるバンコマイシン血中濃度の推移シミュレーション**
a）初回ローディングなし．バンコマイシン 500mg を 12 時間ごと 4 回投与．
b）初回ローディング　バンコマイシン 1,000mg．以後バンコマイシン 500mg を 12 時間ごと 3 回投与．
設定 60 歳，男性．体重 60kg．血清 Cre 2mg/dL（Ccr 33.3mL/分）．
TDM ソフトは PAT（Practical AUC-guided TDM for vancomycin）ver. 3.0a（日本化学療法学会）を使用
日本化学療法学会．PAT（Practical AUC-guided TDM for vancomycin）ver. 3.0a.
https://antimicrobials.mipdapps.net/shiny/rstudio/vancomycinPAT3_0a/[4] より引用．

られた．同日の主治医も含めた該当科カンファレンスで，「重症感がないし，コンタミだろう」という結論になった．
　翌日，患者は心停止状態で発見された．

　黄色ブドウ球菌は，最もポピュラーで最も怖い菌と筆者は捉えています．残念ながら，先の症例は，黄色ブドウ球菌の怖さを全く認識していなかったことによる悲劇でした．
　黄色ブドウ球菌は，血液培養ボトルのうち 1 本でも陽性となったら治療を開始しなければなりません．黄色ブドウ球菌は，感染性心内膜炎の原因菌として頻度が高く，全身に播種状に散りやすく，菌種によっては毒素性症候群を起こすこともあります．組織破壊速度が速いことにも特徴があります．筆者知人循環器医は別症例において「感染性心内膜炎患者の弁がわずかな時間で破壊されている．このスピードは黄色ブドウ球菌やな」と言い，その通りであったことは筆者にとって印象的でした．

JCOPY 498-16662

黄色ブドウ球菌の血流感染症と疑われる症例は，細菌の感受性が判明するまで MRSA 菌血症として治療しなければならず，バンコマイシンを正しく使えなければなりません．

## バンコマイシン　攻めの姿勢と守りの姿勢

多くの病院において，薬剤部がバンコマイシンなどの投与計画作成を担います．現場は非常に助かります．ただし，時に，「やや保守的だな」と筆者が感じる計画が立てられことがあります．

やむを得ない面があります．薬剤師は，薬剤の副作用（バンコマイシンであれば腎障害）を防ぐことに強い責任感をもちます．そして，数日後の薬剤の血中濃度測定により，結果が出ます．担当薬剤師は，点数をつけられるような感覚をもつことも想像に難くありません．しかし，重篤な感染症において，抗菌薬の設定量が少なく全身状態が悪化すれば，結局腎機能も悪化します．

似たような構図は，海外と日本のガイドラインにおける感染性心内膜炎など複雑性感染に対してのバンコマイシンの初期設定量の違いにもあります．初日の2回投与ではトラフ値 **図3** 15〜20μg/mL は難しいので，IDSA（Infectious Diseases Society of America）ガイドラインにおいてはトラフ値達成を重視して 14〜20mg/kg×2〜3 回/日を推奨したのですが，日本においては抗菌薬 TDM（therapeutic drug monitoring, 薬物血中濃度モニタリング）ガイドライン策定委員長が「副作用をおかさないことを優先し」初回 TDM で 10〜15μg/mL を目標とし，必要があれば2段階目として 15〜20μg/mL をねらった投与量に変更した背景を説明し，日本の抗菌薬 TDM ガイドラインにおいて推奨しました[6]．このエピソードからも，薬効を重視するのか，副作用回避を重視するのか，国民性の違いがあることがわかります．ただし，このような海外の攻める姿勢（トラフ値重視）が，腎障害発現に関

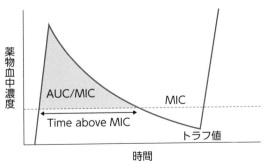

MIC: minimal inhibitory concentration

**図3**　AUCとトラフ

連したため，次に解説する AUC（area under the concentration time curve）-based dosing への移行につながりました．

　バンコマイシンのトラフ値 15～20μg/mL により高い臨床効果が得られるものの，腎障害のリスクも高いです．要は，**トラフ値 15～20μg/mL は高い効果の治療域と腎障害を起こす域が重なっている**[5] ことを押さえてください．

## AUC-guided dosing への移行

　長期にわたって，バンコマイシンはトラフ値により投与計画の作成がなされ（trough-guided dosing），トラフ値 15～20μg/mL が重視されてきました．ところが，先に解説したようにトラフ値 15～20μg/mL は高い効果の治療域でもあり腎障害のリスクともなります．トラフ値 15～20μg/mL における腎障害の発生率は 25％程度です[7]．

　2020 年，アメリカにおいてバンコマイシンの TDM ガイドラインが出され，AUC 重視による薬剤投与計画に移行しました[8]．**AUC-guided dosing 移行の最大の目的は，腎障害合併の減少です．**トラフ値 15～20μg/mL を目標とする trough-guided dosing のトラフ値平均は 16.7μg/mL，AUC＞400μg・h/mL を目標とする AUC-guided dosing のトラフ値平均は 11.2μg/mL であったとする報告があります[9]．

　実は，AUC を用いたほうが，腎障害発現リスクを低下させるために良いことは以前からわかっていました．本来，面積である AUC を求めたいのなら，時間経過に応じて頻回に採血し，薬物血中濃度を測定しなければなりません（線形化台形法）．**図4**．当然，実臨床において非現実的であり，トラフ値による投与計画作成がなされてきたわけです．

　2020 年から主流となった AUC-guided dosing は，薬物の血中濃度測定は，バンコマイシン投与前のトラフと投与後の 2 点（通常，バンコマイシン投与 30 分前・投与終了後 2 時間時点）と割り切ったことに特徴があります（線形化台形法を用いてもよいのですが，非現実的です）．ベイズ推定法とよばれ，確率論により **図5** のグラフを描きます．たった 2 点からこのグラフを描くなんて相当大胆だと思いませんか？

　従来，バンコマイシンを扱う製薬会社が提供する TDM ソフトを各病院において使用するのが普通でした．日本化学療法学会がベイズ推定法による AUC も表示されるソフトを開発し，HP で利用，あるいはダウンロード（会員限定）が

JCOPY　498-16662

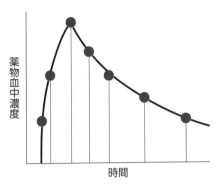

**図4** 線形化台形法による血中濃度グラフ
描画
台形の集合としてグラフを捉え，面積を計算する．

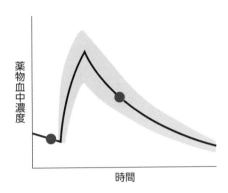

**図5** ベイズ推定法による血中濃度グラフ
描画

できます[4]．

---

**抗菌薬 TDM 臨床実践ガイドライン 2022[5] Execuctive summary 抜粋**

- MRSA 感染症治療の有効性を高めるために，AUC/MIC の目標値は ≧400μg・h/mL とする．
- 腎障害発現リスクを低下させるために AUC は≦600μg・h/mL とする．
- 実臨床では，目標 AUC は 400～600μg・h/mL を推奨する．
- 初日から目標濃度達成確率，治療成功率を高めるために，腎機能にかかわらず初回のみ負荷投与を行う．負荷投与により腎障害が高率とならないことも示されている．
- 初回のみ 25～30mg/kg（実測体重）の負荷投与を行う．

持続的血液濾過透析（CHDF）：TDM のタイミングと目標値，投与設計
- 重症，複雑性 MRSA 感染症における目標トラフ値は 15～20μg/mL とする）．ただし，初回トラフ値は 10～15μg/mL を目標として，TDM に基づいた投与量の調整の段階で，必要と判断すれば 15～20μg/mL を目標とした投与設計を行う．

---

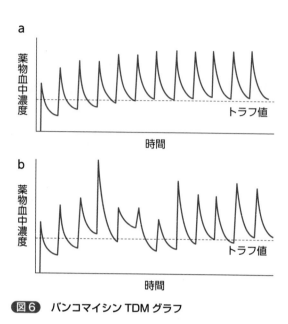

**図6** バンコマイシン TDM グラフ

# 残念ながら TDM はおおざっぱである

　率直に言って，AUC-guided dosing も含めて臨床現場において行われる TDM は世に思われているほど正確ではありません．バンコマイシンの TDM の グラフは **図6a** のように描かれますが，「こうなって欲しい」願望を表現した グラフです．

　従来製薬会社から提供された TDM ソフト，日本化学療法学会が AUC-guided dosing のために開発した TDM ソフト[4] ともに，グラフの描画に関わ る患者の情報として体重・年齢・性別・血清 Cre を入力するのみです（化学療 法学会ソフトにおいては血清 Cre を入力すると $C_{Cr}$ が自動計算されますが，$C_{Cr}$ を直接入力することもできます）．実際の重症患者のさまざまな個別のファク ター・臨床症状はグラフに全く反映されません．重症患者の腎機能や体内代謝・ 分布容積は時間経過で大きく変動します．血清 Cre は筋肉量を反映します．い ずれもグラフに反映されません．そして，実務において大きな誤差ファクターは， トラフや投与後採血時間が，オーダーされた通りではないことです．例えば，医 師が血中濃度採血をバンコマイシン投与 30 分前，投与終了後 2 時間とオーダー

JCOPY 498-16662

すると，TDM担当者はそれをソフト画面に入力します．しかし，忙しい現場において，採血の時間がずれたり，バンコマイシンの投与タイミングがずれる，あるいはバンコマイシンを1時間で入れるように指示した通り投与されないといったことはあり得ます．TDMをするときは，時間指示通りに採血し薬を投与することの重要性を担当看護師と共有しなければなりません．

　結局，バンコマイシンを12時間ごとに投与するとしても，毎回，投与直前のトラフ値は大きく上下します．誤差が誤差をよびます．よって，実際に研究目的に細かく採血して描いたTDMグラフはガタガタとなります　図6b．筆者は，AUC-guided dosingの意義はあると思いますが，ベイズ推定法はさらに誤差を生じる要素となる可能性があると感じます．

　「誤差が誤差をよぶ」を嫌い，オーストラリアやヨーロッパではバンコマイシン持続注入を主流とする考えがあります[10]．「サンフォード感染症ガイドライン」にも持続注入法の投与量が記載されます．筆者は日本において持続注入を採用する施設に教えていただき数回トライしたことがありますが，「こっちのほうが信頼でき，はるかに管理が楽」と感じました（施設の異動があり途切れました）．

　全83症例（うちCRRT 36例，43%）を対象とし，トラフ値15〜20µg/mLを目指しバンコマイシンを投与したときの実測値の調査結果[11]があります．半数近くにCRRTが施行されており，CRRTと非CRRTの間に意義のある違いはなかったとし，全体の集計結果が発表されました　表2．初回バンコマイシン投与後，24時間・48時間・72時間のどの時点を取っても，15〜20µg/mLを達成できたのは，わずか2〜3割前後でした．72時間時点で，目標達成（15〜20µg/mL）が33%・下への外れが37%・上への外れが30%と，1/3ずつに割れたことからも，TDMのグラフは 図6a ではなく 図6b であることを示唆します．

**表2**　重症患者のバンコマイシン投与開始後血清濃度の推移

| トラフ値 | 24 時間 | 48 時間 | 72 時間 |
|---|---|---|---|
| <10µg/mL | 36% | 18% | 12% |
| 10〜15µg/mL | 28% | 34% | 25% |
| 15〜20µg/mL | 21% | 16% | 33% |
| >20µg/mL | 15% | 33% | 30% |

文献11より引用

設定やモード次第でパフォーマンスが大きく変わる CRRT 運転時のバンコマイシンの TDM において，初回トラフ値（通常初回投与から 48 時間経過すると濃度比が安定化することから 3 日目に測定するのが一般的）は予測値と解離する可能性はさらに高くなります．

TDM をやるなと言っているのではありません．TDM の限界を理解したうえで，「病状から，攻める必要があるのか」「バンコマイシン血中濃度測定ポイントを増やして精度上昇を目指す」といったことを薬剤部と綿密に協力したいです．

## 症例ごとに守るのか攻めるのか判断せざるを得ない

AUC-guided dosing の意義は腎障害合併の回避です．

AUC-guided dosing の普及に向けて，日本化学療法学会はソフト [4] を開発し，AUC-guided dosing の意義やソフトの使い方などの複数動画を HP に掲載しています [12]．Trough-guided dosing で起こりがちだった腎障害を減らしたいというメッセージが伝わります．

立場によって，考えは大きく異なります．

バンコマイシン注射を必要とする患者が 100 人いたとします．

比較的軽症患者も多く含まれるでしょう．やっかいな骨髄炎であっても．大半の患者のバイタルサインは安定しています．1 カ月以上の抗菌薬投与が必要です．治療と腎不全予防の両方をにらんだ投与計画が重要となるのは当然です．

多くの一般医師を指導する立場である感染症専門医であれば，100 人全体のマネジメントを考えなければなりません．おそらく，世の中のレベルはさまざまであり，不適切なバンコマイシン投与による腎障害を感染症専門医は日常的に目にしているのではないでしょうか．

筆者は，集中治療医です．ICU においては黄色ブドウ球菌によるシリアスな病態は珍しくありません．おそらくそのような患者は全体 100 人あたり数人ですが，ICU においては，かなりの割合を占めることになります．重症バイアスです．

先に，**トラフ値 15～20µg/mL は高い効果の治療域でもあり腎障害のリスクともなる** [5] ことを解説しました．一方，15～20µg/mL を目標とする trough-guided dosing のトラフ値平均は 16.7µg/mL，AUC＞400µg・h/mL を目標とする AUC-guided dosing のトラフ値平均は 11.2µg/mL であったとする報告も紹介しました [9]．従来から，トラフ値 10～15µg/mL によって腎障害リス

JCOPY 498-16662

クが相当低下するとされます. ある意味, AUC-guided dosing において, 単に, トラフ値が下がることによって腎障害が減ったのかもしれません（ただし, トラフ値 10〜15μg/mL で管理しても AUC≧600μg・h/mL となるケースが相当あるため, trough-guided dosing による管理はダメとされます [13]）.

重症患者に対しても AUC-guided dosing でバンコマイシンを処方するべきなのかに関しては, まだ結論が出ていないのではないでしょうか. 筆者は, 重症患者に対しては, 多少腎障害合併のリスクが上がっても, 治療域としてのトラフ値 15〜20μg/mL を視野に入れざるを得ないと考えています. 先にも書きましたが, トラフ値 15〜20μg/mL における腎障害の発生率は 25％程度です [7].

## 薬剤師におまかせするのが TDM ではなく共同作業が TDM

TDM に関して筆者のポリシーがあります.

特に MRSA による重篤な感染症である可能性がありバンコマイシン投与計画が必要となったとき, TDM 担当薬剤師と直接コミュニケーションを取り,「初回は, 低めのボールでなく, 高めのボールを投げてもらえますか. 仮に初回トラフ値が目標より高くなっても仕方がないので」と告げます. かなり攻めたプランが出てきます.

多くの研究において, バンコマイシンによる腎障害は, 単剤投与での頻度はそれほど多くなく, 投与中止をすれば可逆的であることが知られます. 筆者の経験上も, バンコマイシンにやられた感が強い腎障害の頻度は多くありません. 若手医師にもそういった点を強調し,「攻めようぜ」と鼓舞します. もちろん MRSA が原因菌である可能性が相当ある重症感染症に対してです.

当然, 併用薬や, 元の腎機能をにらみながらです. 例えば, 腎障害の強い別薬剤とバンコマイシンをセットで投与するとき, 狂暴な顔を容易にみせます. タゾバクタム・ピペラシリン（TAZ/PIPC, ゾシン®）は多くの病院で頻用されますが, 近年, バンコマイシンと TAZ/PIPC の併用により腎障害の合併リスクが増大するとされます [14].

**参考文献**
1) Maynar Moliner J, Honore PM, Sánchez-Izquierdo Riera JA, et al. Handling continuous renal replacement therapy-related adverse effects in intensive care

unit patients: the dialytrauma concept. Blood Purif. 2012; 34: 177-85.

2) Gilbert DN, Chambers HF, Saag MS, et al. 日本語版サンフォード感染症治療ガイド 2023（第53版）. ライフサイエンス出版; 2023.

3) 岡　秀昭. 感染症プラチナマニュアル Ver.8 2023-2024. メディカル・サイエンス・インターナショナル; 2023.

4) 日本化学療法学会. PAT (Practical AUC-guided TDM for vancomycin) ver. 3.0a. https://antimicrobials.mipdapps.net/shiny/rstudio/vancomycinPAT3_0a/（最終閲覧 2023年10月9日）

5) 日本化学療法学会抗菌薬TDMガイドライン作成委員会. 抗菌薬TDM臨床実践ガイドライン 2022 (Executive summary). 日化療会誌. 2022; 70: 1-72.

6) 竹末芳生. Webセミナー: バンコマイシンにおけるTDMの新時代到来 ～トラフからの脱却, やるなら今でしょう！～ 2. トラフからAUCガイドに変わった背景. 日本化学療法学会HP. https://www.chemotherapy.or.jp/modules/guideline/index.php?content_id=81（最終閲覧 2023年10月9日）

7) van Hal SJ, Paterson DL, Lodise TP. Systematic review and meta-analysis of vancomycin-induced nephrotoxicity associated with dosing schedules that maintain troughs between 15 and 20 milligrams per liter. Antimicrob Agents Chemother. 2013; 57: 734-44.

8) Rybak MJ, Le J, Lodise TP, et al. Therapeutic monitoring of vancomycin for serious methicillin-resistant *Staphylococcus aureus* infections: a revised consensus guideline and review by the American Society of Health-System Pharmacists, the Infectious Diseases Society of America, the Pediatric Infectious Diseases Society, and the Society of Infectious Diseases Pharmacists. Am J Health Syst Pharm. 2020; 77: 835-64.

9) Pai MP, Neely M, Rodvold KA, et al. Innovative approaches to optimizing the delivery of vancomycin in individual patients. Adv Drug Deliv Rev. 2014; 77: 50-7.

10) Wysocki M, Delatour F, Faurisson F, et al. Continuous versus intermittent infusion of vancomycin in severe Staphylococcal infections: prospective multicenter randomized study. Antimicrob Agents Chemother. 2001; 45: 2460-7.

11) Bakke V, Sporsem H, Von der Lippe E, et al. Vancomycin levels are frequently subtherapeutic in critically ill patients: a prospective observational study. Acta Anaesthesiol Scand. 2017; 61: 627-35.

12) Webセミナー: バンコマイシンにおけるTDMの新時代到来～トラフからの脱却, やるなら今でしょう！. 日本化学療法学会HP. https://www.chemotherapy.or.jp/modules/guideline/index.php?content_id=81（最終閲覧 2023年10月22日）

13) Lodise TP, Drusano G. Vancomycin area under the curve-guided dosing and monitoring for adult and pediatric patients with suspected or documented serious methicillin-resistant *Staphylococcus aureus* infections: putting the safety of our patients first. Clin Infect Dis. 2021; 72: 1497-501.

14) Watkins RR, Deresinski S. Increasing evidence of the nephrotoxicity of piperacillin/tazobactam and vancomycin combination therapy-what is the clinician to do? Clin Infect Dis. 2017; 65: 2137-43.

# CRRT と栄養—急性期医療の栄養計画は タンパク質源・量を軸に考える

CRRT 運転時，栄養管理に注力しなければなりません．三大栄養素と言えば，糖・タンパク質・脂肪ですが，特にタンパク質の扱いが重要となります．まずタンパク質の復習から始めましょう．

## アミノ酸とタンパク質の復習

アミノ基（-NH₂）とカルボキシル基（-COOH）をもつのがアミノ酸です **図1a**．アミノ酸が結合し鎖状となったのがタンパク質です．-NH₂ と-COOH が結合するとき水分子（H₂O）が抜け，ペプチド結合（-CO-NH-）によってつながれます **図1b**．

糖・脂肪にはないアミノ酸・タンパク質の特徴は，窒素（N）を含有することです．よって，タンパク質やアミノ酸は窒素を体に供給する役割ともみなせます．

タンパク質の表記は時に初学者の混乱を招きます．

栄養表示においては，アミノ酸・ペプチド・タンパク質の総称としてタンパク質と表記される場合が多いです．

医学書においてはアミノ酸・ペプチド・タンパク質の供給源あるいは総称として窒素源と書かれることが少なくありません．窒素源＝アミノ酸・ペプチド・タンパク質と感じられるようになりましょう．本章においてはタンパク質源と表現します．

## ペプチドとは [1]

学生時代，生物の授業で，「タンパク質がアミノ酸に分解され小腸から吸収」と習いましたよね．それに対してペプチドって何？　ではないでしょうか．

2個から50個程度まで連なったアミノ酸をペプチドとよびます **図2**．

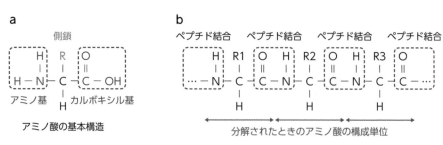

**図1** アミノ酸とタンパク質

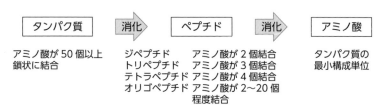

**図2** ペプチドとは

　ペプチドは，小腸壁にあるペプチドトランスポーター（ペプチド輸送担体，peptide transporter：PepT）により血液に吸収されます．ペプチドトランスポーターは5種類あるのですが，栄養においては小腸にある PepT1 が重要な役割を担います．

　PepT1 のもつ多彩な認識能力は，現在，栄養分野のみならず薬剤分野で注目を浴びています．PepT1 はペプチドだけではなく，一部薬剤なども認識します．従来の内服薬剤は低分子量物質が主流でした．PepT1 に認識されるペプチド薬剤であれば，ペプチドトランスポーターを介して良好に吸収されることになります．

　例えば，抗ウイルス薬であるアシクロビル（先発品名ゾビラックス）は，消化管からの吸収率が20％程度と非常に低いため，5回/日内服しなければなりませんでした．アシクロビルに L-バリンをエステル結合させたバラシクロビル（先発品名バルトレックス）は PepT1 によって安定的に取り込まれるので，経口吸収率は80％と劇的に改善するため，3回/日内服で済みます．

JCOPY 498-16662

# ペプチドの吸収がアミノ酸より優れる理由 [1]

　従来，タンパク源としてアミノ酸が最も吸収が良いと考えられてきました．タンパク源の最小構成単位であり，最も小さいから最も吸収が良いであろうと考えがちです．

　栄養の吸収は，血液浄化療法の拡散やろ過のように単純に消化管壁の孔を通るイメージで捉えられがちです．細胞膜を介した物質移動（消化管内⇒細胞内）はそれほど簡単ではありません．エネルギー（ATP）を利用した能動輸送（濃度差に逆らった輸送）であり，トランスポーター（運び屋）を要します．

　小腸において，アミノ酸にはアミノ酸トランスポーターが働き，ペプチドにはペプチドトランスポーターが働きます．グルコース（ブドウ糖）に対してもグルコーストランスポーター(SGLT1: sodium glucose cotransporter 1, ナトリウム・グルコース共役輸送1)が働きます．ちなみに，SGLT2は尿細管においてブドウ糖を取り込むトランスポーターです．そして，SGLT2阻害薬は尿からのブドウ糖再吸収阻止による血糖値低下作用により，今や，糖尿病治療薬のスターとなりました．

## ペプチドの吸収がアミノ酸より優れる理由①

　ジペプチド（アミノ酸の2量体），トリペプチド（アミノ酸の3量体）はペプチド態のまま良好に吸収されます．ジペプチド1個の吸収でアミノ酸2個分，トリペプチド1個の吸収でアミノ酸3個分の吸収がされるので，1個ずつ吸収されるアミノ酸より吸収効率が優れます．

　先に，ペプチドトランスポーターはペプチド以外も認識することを解説しましたが（基質認識性が広いと表現します），言わば選り好みをしないので，多くの種類のジペプチド・トリペプチドをまんべんなく吸収するとされます．アミノ酸トランスポーターは，アミノ酸の種類によりばらつきが出ます．また，腸の機能が低下しても，アミノ酸よりペプチドの吸収能は保たれるとされます．

## ペプチドの吸収がアミノ酸より優れる理由②

　例えば，グルコーストランスポーターであれば，ATPによりナトリウムポンプがナトリウムを移動させ電気的勾配を作り，そのエネルギーを利用してグルコースが細胞膜を通過します（共輸送）．

　ペプチドトランスポーターは水素イオンポンプ，アミノ酸トランスポーターは

ナトリウムポンプを共輸送に使うのですが，前者の駆動力が大きいためペプチド
は細胞内に取り込まれやすいです．また，アミノ酸トランスポーターはナトリウ
ムポンプを利用する点でグルコーストランスポーターと同じであり競合する点に
おいても，ペプチドトランスポーターより効率が落ちます．

# 日本の保険制度における栄養療法の仕組み

　急性期医療において栄養計画を立てるためには，健康保険制度における栄養療
法の仕組みを知らなければなりません．

　以下に紹介する医薬品と食品を問わず総称として経腸栄養剤とよぶときがあり
ますが，本章では医薬品側のみを経腸栄養剤とよびます．

　病院で出される栄養製剤には，医薬品と食品があります．

**経腸栄養剤** **医薬品**　薬事法のもとで，治験が行われ医薬品として製造承認
されています．よって，薬剤費として算定されます．エレンタール®（EA ファー
マ），エンシュア®（アボット），ラコール®（大塚製薬工場），アミノレバン®（大
塚製薬）などの知名度が高いのではないでしょうか．

**濃厚流動食** **食品**　食品衛生法により管理されます．治験も認可もありませ
ん．食事だからです．食事療法費として算定されます．食事であるので，オーダー
は医師である必要はありません．

　以後，経腸栄養剤を**医薬品**，濃厚流動食を**食品**とします．

　大半の病院は，基本的に入院患者に対して**食品**を出す方針です．DPC 制度
において，薬剤費は「まるめ（包括評価部分）」です．1 日あたりの医療費は病
名に応じて定額であり（➡ p.124），**医薬品**で食事を出すと病院の持ち出しと
なります．**食品**であれば，食事療法費は，流動食のみを提供する場合，1 食に
つき病院へ 575 円支払われます．1 日で 1,725 円となります（2023 年現在）．
患者は 1 食あたり 460 円の自己負担があり，低所得者は所得によって 100～
210 円の負担となります．

　時に，「この患者さんは，重症なので，**医薬品**であるエンシュアを処方した
い」と主張する担当医がいます．エンシュアをディスるためではなく例としての
表現ですが，実際，エンシュアの知名度が高いのでこのような会話がなされます．
**医薬品**のほうが信用できると捉えられています．

　すべての医薬品は治験だけでなく製造工程も含めて承認されます．承認された
後は，現場の工夫で少し製造工程を変更…など許されません．少しの成分の改良

も許されません．実際，医薬品ではありませんが，ジェネリック薬の製造において承認工程を許可なく変えたことにより多数のジェネリック製薬会社が処分を受けています．廃業した会社もあります．

エンシュア・リキッド（アボット）であれば 1988 年に発売されていますが，今も成分は全く同じです．1.5 倍濃度のエンシュア・H が 1995 年に発売されましたが，すべての成分が 1.5 倍です．フレーバー（香料）の追加は比較的容易に認められるようであり，多種類発売されます．あくまでフレーバーは味ではないのですが，味が違うように感じます．エンシュア・H のメロン味は筆者の好みです．また，アボットは，微量元素・カルニチンを強化したエネーボ® を 2014年に発売しています．15 年ぶりの医薬品でした．

発売当初の成分のまま一切変更ができない医薬品に対して，食品は自由世界です．頻回に改良が行われると言われます．食事だからです．全く改良が行われない製品と，頻回に改良が行われる製品とどちらが進歩するでしょうか．

栄養の世界においても，医学知識は変わります．厚生労働省が策定する日本人の食事摂取基準が 5 年ごとに改訂されることも影響し，栄養製剤に求められる組成も進化します．

エンシュア 医薬品と，近年認可されたイノラス® 医薬品（イーエヌ大塚製薬，2019 年認可）の栄養成分表における有効成分の数を比較すると，エンシュアが 27 種であるのに対して，イノラスはヨウ素，セレン，モリブデン，カルニチン，クロムなどが配合されており 33 種です．多くのビタミン・微量元素の配合量も増えています．例えば，抗酸化作用だけでなく心筋症・甲状腺機能低下などに関連するセレンは，今や必須微量元素と位置づけられていますが，エンシュアが発売されたころは測定すら難しかったのです．率直に言って，現在，普通の患者に用いられる食品（標準組成栄養剤）であっても，多くは，セレン・クロム・モリブデン・ヨウ素などを含みます．

イノラスは久しぶりに新規発売された医薬品であり，医薬品の選択肢はそれほど多くありません．一方，競争が激しい食品は膨大な数があります．以前，食品はあくまで天然物や食品添加物収載化合物から製造しなければならず，微量元素や一部ビタミンの配合が医薬品に比して弱いと言われました．食品に微量元素を間接的に配合する方法が開発され，むしろ，医薬品の一部製品（発売されてから時間が経った製品）は長期に使用すると微量元素欠乏につながるとされます 表1．近年発売されたイノラスやエネーボ（ただしヨウ素の配合なし）は，問題ありません．

**表 1**　経腸栄養剤 医薬品 と欠乏栄養素

| 商品名 | 欠乏栄養素 |
|---|---|
| エンシュア® | カルニチン，セレン，ヨウ素，モリブデン，クロム |
| エレンタール® | カルニチン，セレン，モリブデン，クロム |
| ラコール® | カルニチン，ヨウ素，モリブデン，クロム |

文献 2 より改変

## 経腸栄養剤 医薬品 をどこで使うのか？

　入院患者に対して使用するとき，コストにおいて不利であり，成分においても優位性を失った 医薬品 ですが，外来患者に対して処方されます．あるいは，外来で処方する予定の 医薬品 を好みがあうか，「お試し」として入院中に数日処方することはあります．エレンタールは食事というより薬剤の性格が強く入院患者にも使用されます（後述）．

　栄養摂取不良により栄養製剤が必要な外来患者がいます．外来患者の食事は自費であるので， 食品 を好むのであれば，100％自費で購入してもらわなければなりません．医師の処方箋は不要であり，多くは web 購入もできます．

　それに対して， 医薬品 は，医師が処方箋を発行する薬です．よって， 医薬品 を自由に購入することはできません．外来患者は健康保険の自己負担割合に応じて負担します．

**筆者が愛するフィットネスゲームからのアドバイス**
空腹状態で運動すると，筋肉が分解されて栄養に使われるので気をつけてね．

## タンパク質は筋肉になる前に熱になる

　タンパク質は，アミノ酸に分解され吸収されます．糖質がないとき，アミノ酸も使用され熱源となります．よって，「筋肉になって欲しい」と思ってタンパク質を投与しても，糖質が不足するとき，熱源として優先的に使われます．

　空腹下で運動をすると，血糖値が低いので筋肉が分解されエネルギーとして利用されます．筋肉をつけたいのであれば本末転倒であることを先のゲームは警告しています．

JCOPY 498-16662

　余談ですが，全身麻酔中の低体温対策として，アミノ酸製剤（アミパレン®など）を持続投与するテクニックがあります．

**研修医**
「タンパク質が分解されたアミノ酸が，余った量は尿素窒素（BUN）になりますよね．そうであれば，BUN が上昇しない程度にタンパク質を投与し，逆に，BUN が上昇すれば，タンパク質過剰と判断して良いのでしょうか．」

　アミノ酸は熱源として使われようが，余ろうが BUN となります．もちろん，筋肉となりその後分解されても BUN となります．ステロイドを投与すると異化が亢進し，BUN が上昇します．よって，「BUN が上昇⇒タンパク質は足りている」と判断することは非常に危険です．しっかりしたエネルギー投与が投与された中で，BUN が上昇するのであればタンパク質過剰の可能性はありますが，タンパク質過剰のパラメーターとして BUN を使うことは難しいです．

## 急性期医療重症患者に対してのタンパク質の重要性

　「高齢者こそ肉を食べましょう」キャンペーンがなされます．高齢者は筋肉量が減るとフレイル［語源は frailty（虚弱，脆弱性）］となります．タンパク質の摂取が重視され，コンビニにタンパク質含有量を強調した商品が並びます．
　タンパク質摂取の重要性は重症患者管理においても同様です．我々の体の組成の約半分は水ですが，水の次に多いのはタンパク質であり体重の 20％弱を占めます．筋肉だけでなく各種臓器を構成するのがタンパク質であり，**タンパク質を失うことは多臓器不全につながると捉えなければなりません**．
　「重症患者では，新たな蛋白合成とエネルギー産生によって蛋白異化亢進が促進され，この状態は死亡率の増加と相関する．そのため，適正な蛋白投与が必要である」[3] であり単に筋肉維持の意味だけではなく生命予後に関わります．「エネルギー投与量が目標量に達している場合は，1.2～2.0g/（実測体重）kg/日の蛋白が喪失していることを考慮したうえで，蛋白投与量を設定することを弱く推奨する」[3] です．よって，タンパク質源を 1.2g/kg/日以上投与することが求められます．後述しますが，1.2g/kg/日と「口で言うのは簡単だけど，実際には結構大変」であることがビッグテーマとなります．

# 日本版敗血症診療ガイドライン 2020[4)]

- 敗血症患者に対する治療開始初期は，経腸栄養を消費エネルギーよりも少なく投与することを弱く推奨する
  ⇒敗血症管理において，初期は全身の異化が亢進し血糖値が上昇します．この時点で無理に栄養を投与しても高血糖を悪化させ白血球の動きを悪くし感染リスクが高くなります．かつて重症病態の初期にフルカロリーを投与するのか（overfeeding），栄養量を段階的に上げるのか（underfeeding）の闘いがありましたが，underfeeding に軍配が上がりました．栄養量は段階的に増やし，4〜7日で目標量に到達させます．
- 敗血症患者に対して急性期に 1g/kg/日未満のタンパク質（ペプチド，アミノ酸）を投与することを弱く推奨する
  ⇒異化が亢進するということは，全身のタンパク質が分解されることです．実務においては，栄養量が段階的に増えるのに合わせて，タンパク質源も段階的に増えることとなります．日本版敗血症診療ガイドラインの推奨は 1g/kg/日未満と，先の 1.2〜2.0g/kg/日より少ない記載であるのは，急性期（おそらく数日以内）において「実際の集中治療での投与は制限的栄養投与の施行に伴い，投与量が少なくなることが多い」現状を反映したからです．よって，フルカロリーとなった時点でタンパク質源量も，1.2g/kg/日以上に達しなければなりません．

# タンパク質（源）を軸に栄養製剤の選択を考えなければならない

　三大栄養素は糖・タンパク質・脂肪です．それぞれへのこだわりを各種製剤が強調します．栄養初学者は各種栄養製剤をどう選択すべきか目がくらみます．
　糖はブドウ糖からとるのが原則です．実際には，デンプンの最小単位であるブドウ糖であると分子数が増え浸透圧が高くなるため，デンプンを軽く砕いたデキストリンが使用されます．アミラーゼで分解されブドウ糖となります．どの製剤であっても，デキストリンに違いはありません．
　製剤により脂肪含有割合は 2〜5割と違いがあります．少量で高カロリー投与ができる製品は脂肪の割合が大きいです．脂肪には胸管から吸収される LCT と小腸から吸収される MCT があります．多くの製品が LCT と MCT をミックス

JCOPY 498-16662

**表2** 栄養製剤の種類

| | 成分栄養剤 | 消化態栄養剤 | 半消化態栄養剤 |
|---|---|---|---|
| 窒素源 | アミノ酸 | アミノ酸・ジペプチド・トリペプチド | タンパク質 |
| 糖質 | デキストリン | デキストリン | デキストリン |
| 脂質 | 極めて少量 | 少ない | 多い |
| 消化 | 不要 | ほとんど不要 | 多少必要 |
| 吸収 | 必要 | 必要 | 必要 |
| 残渣 | 極めて少ない | やや少ない | 普通に便となる |
| 浸透圧 | 高い | やや高い | 比較的低い |

文献8より改変

しており，大して違いはありません.

　栄養製剤の最もポピュラーな分類として，成分栄養剤・消化態栄養剤・半消化態栄養剤があります. それの区別は，タンパク質源（窒素源）とそれによる消化プロセスと言っても過言ではありません **表2**.

　よって，極論を言えば，栄養製剤を比較するとき，最初に，タンパク質源の違いを意識します.

　シンプルにタンパク質源を中心に考えましょう.

　そして，以下の矛盾した命題に取り組まなければなりません.

- タンパク質は，吸収が難しい
- タンパク質の所要量は 1.2g/kg/日とかなり多い

吸収が難しいタンパク質を，いかに多く吸収させるかというミッションです.

　CRRT 運転中は，小分子であるアミノ酸，水溶性ビタミン，微量元素は抜けまくります（→ p.87）. 高強度長時間 CRRT においては，おそろしく抜けることは想像に難くありません. CRRT（CHDF）において，タンパク質摂取が 2.5g/kg/日によってようやく窒素バランス（タンパク質源のバランス）が正に傾くとする報告 [5-7] があります.

## 重症患者管理に求められる経腸栄養製剤スペック

　重症敗血症患者を想定します. 血糖値を厳密に管理するために，通常，栄養チューブ経由で栄養ポンプを用いて持続投与します.

　消化管運動は低下しているので，経腸栄養製剤の量は減らしたいです. 　食品

・ 医薬品 のエネルギー濃度は，おおざっぱに分類すると 1.0kcal/mL か 1.5kcal/mL です．濃い 1.5kcal/mL のほうが好ましい可能性があります．

一方，栄養製剤の浸透圧が高ければ，下痢などをきたしやすいです．浸透圧が高い栄養製剤は 700～800mOsm/L に達しますが，400mOsm/L 程度であって欲しいです．

タンパク質源は，消化管運動が低下していても吸収が比較的保たれやすいペプチドが望ましいです．

以下に示す具体的な栄養製剤が，これらの要件を満たすか考えながら読み進めてください．

栄養製剤の表記で混乱しがちなのは，例えば，タンパク質源含有量であれば 5.0g/100kcal もあれば，5.0g/100mL もあります．1.0kcal/mL であればわかりやすいですが，それとは限りません．重症患者管理においては，時間流量を意識するケースが多いので，本章では 100mL あたりを意識して考えます．

## 濃厚流動食の「濃厚」の定義

基本的に，1.0kcal/mL 以上が濃厚流動食 食品 です．よって，大半の濃厚流動食が 1.0kcal/mL です．読者が働く病院で最もポピュラーに用いられる基本的な 食品 は 1.0kcal/mL であるはずです（標準組成栄養剤）．これは，医薬品 にも当てはまります．1.0kcal/mL に達しない例外として，ハイネックス® イーゲル 食品 （大塚製薬工場）のみ 0.8kcal/mL です．

それに対して，高機能製品は 1.5kcal/mL が多いです．例えば，ペプタメン®AF 食品 （ネスレ）は 1.5kcal/mL です．エンシュア・リキッド 医薬品 （アボット）であれば 1.0kcal/mL，エンシュア・H 医薬品 であれば 1.5kcal/mL です．例外として，エネーボ 医薬品 （アボット）は 1.2kcal/mL，リーナレン® 食品 （明治）とイノラス 医薬品 （イーエヌ大塚製薬）は 1.6kcal/mL であり，ごく少数 2.0kcal/mL の製品があります．

よって，基本の 1.0kcal/mL or 高機能の 1.5kcal/mL と覚えれば役立ちます．

「F2α（ニュートリー，後述）か．一般的な製剤だから 1.0kcal/mL だな．1本 200mL を 1 日に 3 本投与しているので，本日の投与栄養量は 600kcal だ．」

「ペプタメン AF を経腸ポンプを使用して 20mL/時で投与中か．ペプタメン AF は高機能製品なので 1.5kcal/mL だな．1 日あたりの投与栄養量は 20×1.5×24 時間＝720kcal だ．」

JCOPY 498-16662

　　といった具合です.

## 成分栄養剤

　　肝性脳症用のヘパンED®（EAファーマ）医薬品を除けば，エレンタールしかありません. ポピュラーなエレンタールについて解説します.

### エレンタール（EAファーマ）医薬品　1.0kcal/mL

　　かつて，NASA（アメリカ航空宇宙局）において，宇宙飛行中消化を必要とせず，便が出なければゴミとならず理想的と発想され，タンパク質源としてアミノ酸を使用した宇宙食が開発されました. その技術が1977年に国内導入され開発された薬です. その後, 便が出ない宇宙食は理想的といった概念は消失しました.

　　エレンタールは水に溶かして使用する粉なのですが，約80g中，デキストリン63.4g，アミノ酸14.1g，脂質0.51gであり，脂質が1％以下であることに特徴があります. ビタミンや微量元素を含みますが，50年近く前に認可された薬剤であり，近年重視されるセレンなどは含みません. 食物繊維も含まず，便（食物残渣）となる成分がありません. 便が少なく，タンパク質の最小単位であるアミノ酸で構成されることが，消化吸収のためのベストの選択として，エレンタールは捉えられました. 長期使用時には，ビタミン・微量元素・脂肪酸不足を考慮しなければなりません.

　　一方，消化吸収良好であるはずが，下痢が多いです. 浸透圧は小分子数で勝負でしたよね（➡ p.78）. タンパク質をアミノ酸まで分解するということは，分子数が増え，消化管内浸透圧が高くなります. エレンタールを添付文書通り溶解すると761mOsm/Lと高くなるので，ゆっくり投与，2倍希釈するといった対応をします. 他の栄養製剤（液体）を安易に水で薄めることは近年推奨されないのですが，粉を水に溶かすエレンタールはメーカー自体が患者に応じた溶解を推奨しています.

　　エレンタールは，アミノ酸が成分であるので吸収が良い⇒消化管機能が低下した患者の第一選択とされるシーンを今もしばしばみかけます.

　　しかし，先に解説したように，アミノ酸よりジペプチド・トリペプチドの吸収効率が良く，全身状態が悪い患者においても吸収能が比較的保たれることが1970年代に初報告[9]され，1990年代に広く知られるようになりました[1]. 知られるようになったのはエレンタール発売よりかなり後です. 他に優秀な食品がある中で，「コストに不利な医薬品であり」「ビタミンや微量元素が現代の基準を満たさない」エレンタールを使う意義はほぼ消失したのではないでしょうか.

筆者は，現代においてエレンタールの使用があり得るのは以下の3病態と考えています．

- 重症急性膵炎など膵臓疾患：消化活動によって膵液分泌が，脂肪食によって大量の膵液分泌が促されます．膵酵素の分泌を抑えたい状況であれば，消化が不要で脂肪が少ないエレンタールは好ましいです．膵炎の病態や担当医の好みにより，エレンタールが使用されることもあれば，次に解説するペプタメンなど他の 食品 が選択されることもあります．
- 手術などにより胸管損傷の可能性があり乳糜胸を防ぎたい場合：脂肪は基本的に胸管経由で吸収されます． 医薬品 ・ 食品 の中で，脂肪をほとんど含まないのはエレンタール，無脂肪はペプチーノ 食品 （ニュートリー）のみです．
- クローン病：現在，エレンタールの最大のターゲットはクローン病です．腸のリンパ球を食事や腸内細菌が刺激することにより起こるのがクローン病であり，アミノ酸まで「砕いた」エレンタールであればタンパク質による刺激がゼロとなり腸の炎症を改善します．また脂肪もクローン病を悪化させるので，エレンタールは好ましいです．ただし，クローン病にエレンタールが好まれる状況は本邦に限定されます．

## 消化態栄養剤

消化態栄養剤は，「非常にまずい」です．よって，基本的に経管投与であり，経口投与は不可です．タンパク質源はペプチドです．

医薬品 はツインライン®NF（大塚製薬工場）のみであり，ペプタメン AF・ペプタメン インテンス・ペプタメン スタンダード（ネスレ），ペプチーノ（ニュートリー），ハイネックス イーゲル・ハイネックス リニュート（大塚製薬工場）はすべて 食品 です．それぞれが特徴をもつのですが，全国の ICU で広く採用されるペプタメン AF と，おそらくペプタメン AF に対抗して発売されたハイネックス リニュートについて紹介します．

### ペプタメン AF（ネスレ） 食品 1.5kcal/mL

最大の特徴は，ペプチドの含有量が多いことです．6.3g/100kcal 配合されます．1 本（200mL，300kcal）あたり，18.9g ペプチドが含まれます．

タンパク質の所要量は 1.2g/kg/日以上であり，体重 60kg の患者であれば，70g 程度タンパク質源を必要とします．ペプタメンであれば，1 日 3 本で 60g 程度となり，4 本で 70g を超えます．

JCOPY 498-16662

　同じペプタメンであっても，スタンダードであれば，タンパク質源がペプチドであるものの3.5g/100kcal配合です．1本（200mL，300kcal）あたり，10.5gペプチドが含まれます．タンパク源70gを超えるためには，7本（2,100kcal）必要とします．総カロリーに占めるタンパク質源の割合が低いことがわかります．

　次に紹介する標準的な半消化態栄養剤（標準組成栄養剤）は，タンパク質源がタンパク質であり，5.0g/100kcal程度です．

　結局，タンパク質源1.2g/kg/日などという高い目標を総投与カロリーが少ない段階で達成するためには，現状では，ペプタメンAFでなければなかなか難しく，それが多くのICUで利用される理由です．バイタルサインが不安定であってもペプチドであれば吸収能は比較的保たれることも重視されます．浸透圧も440mOsm/Lと問題ありません．

　ペプタメンAF（200mL，300kcal）を1日に4本以上使用すれば，食事療法費を上回ります．吸収が良いペプチド製剤だからといって，多くの患者を対象とすると病院の給食部門は赤字となるので，ICU限定使用ルールがある病院が多いです．

　コストを除けば死角がないと思えるペプタメンAFですが，カルニチンと食物繊維が配合されないことは押さえましょう．筆者所属ICUでは，CRRT（特に高強度CRRT）運転時にペプタメンAFを併用するときは，カルニチン補充をしています．

## ハイネックス リニュート（大塚製薬工場）　食品　1.0kcal/mL

　タンパク質源はペプチドであり，6.0g/100mL配合されます．この数字はペプタメンAFの2/3です．

　輸液製剤と同様のバッグ製剤（400mL）であるので，吊るして使用でき，RTH（ready-to-hang）製剤とよばれます．ペプタメンは紙容器に入っているので，イリガートルや袋に移さなければなりません．汚染リスクがあり8時間ごとに更新するのがかなり面倒です．

　消化管の動きが悪く，あるいは胃内残量が多く，経腸栄養を開始するか医療者の間で意見が分かれることがあります．筆者は，「腸への食物投与がゼロか，少しでも食物が入るのかで天と地の差がある．10mL/時で良いので投与しようぜ」と言います．そういったとき，RTHであれば，24時間使用できるので非常に便利です．

　また，ハイネックス リニュートには食物繊維やカルニチンを含む利点があり

ます．

## 半消化態栄養剤

　医薬品 は，エンシュア・ラコール・エネーボ・イノラスです．食品 は膨大な数があります．**タンパク質源はタンパク質**です．

　読者が働く施設において，消化管が正常な患者に選択する一般的な 食品 （標準組成栄養剤）があるはずです．庶民の定食といったイメージです．筆者の以前の勤務施設であれば，MA-ラクフィア 1.0（クリニコ）であり，現施設であれば F2α（ニュートリー）です．1.0kcal/mL であり，タンパク質源はタンパク質です．率直に言って，製品間の大差はありません．それ以外に，食品 において，単位熱量やフレーバー，あるいはタンパク質の強化などをうたった製品などが多数発売されます．

　また，肝不全用・腎不全用・糖尿病用・呼吸不全用など病態別経腸栄養剤があります．

　腎不全用経腸栄養剤として，リーナレン（明治）の知名度が高いです．本書のテーマ CRRT 運転時に使用する施設も多いのではないでしょうか．リーナレンについて考えてみましょう[10]．ペプタメン AF や，一般的な 食品 （標準組成栄養剤）代表として筆者施設採用 F2α と比較して考えます 表3 ．

### リーナレン MP・リーナレン LP（明治）　食品 　1.6kcal/mL

　腎不全患者に対する経腸栄養と言えば，リーナレンと考えられがちです．腎不全と言っても，急性腎不全と慢性腎不全と維持血液透析患者では全く病態が違います．

　リーナレン MP・LP の前身であるリーナレンは 1993 年に発売されました．**慢性腎不全患者を想定して開発**されたので，低タンパク質・低 P・低 K・低 Na・低水分量をコンセプトに開発されました．低タンパク質を除けば維持血液透析患者が平時に指導される食事内容そのものです．

　リーナレンはタンパク質含有量がわずかであったので（1.3g/100mL），リーナレン LP（1.6g/100mL）・リーナレン MP（5.6g/100mL）が開発されました．LP は low protein，MP は medium protein です．維持血液透析患者は透析中にアミノ酸が大量に抜けるので MP，透析が導入されていない保存期慢性腎不全患者には LP あるいは LP と MP の組み合わせが想定されました．

　リーナレン LP・MP は，慢性腎不全・維持血液透析患者は便秘になりやすいことから食物繊維を，透析により除去されることが問題となるカルニチンが配合

されています．腎不全で不足しがちなビタミン $B_6$，葉酸，セレンは強化されていますが，それ以外の多くの配合物質は少ないと言わざるを得ないです **表3** ．あくまで平時の保存期慢性腎不全患者・維持血液透析患者のデータを参照とされたからです．

### ● 筆者が CRRT 運転時にリーナレンを使用しない理由①

先にも解説したように敗血症など重症病態であれば，早期に 70g/日程度以上のタンパク質源投与が必要となります．LP は論外ですし，MP であっても全く届きません．MP は水分量を制限したことにより 1.6kcal/mL と単位熱量は高いですが，浸透圧が 730mOsm/L と非常に高いです．下痢のリスクが高まります．

高強度あるいは長時間 CRRT により多くの血中電解質・アミノ酸・微量元素を喪失します．CRRT トラウマです（➡ p.87）．おそらくペプタメン AF であっても，タンパク質源バランスをプラスとすることは困難です．保存期慢性腎不全であろうが，維持血液透析患者であろうが，CRRT 運転中にリーナレンを使用する意義はありません．

### ● 筆者が CRRT 運転時にリーナレンを使用しない理由②

そもそも，リーナレン LP・MP は平時の保存期慢性腎不全や維持血液透析患者向けに開発されました．急性腎障害に当てはまるわけがありません．平時ではない慢性腎不全患者や維持血液透析患者も当てはまるわけがなく，さらに CRRT という強力な小分子除去装置が作動すれば，さまざまな有用物質を補充しなければなりません．先に解説したように，大半の配合物質が少ないリーナレンでは対応できません．評価できるのはカルニチンと食物繊維が配合されている点のみです．

保存期慢性腎不全 stage Ⅲ・Ⅳに対して，タンパク質摂取を 0.3〜0.6g/kg/日に制限することにより腎機能障害の進行が抑制される[11]とする極度のタンパク質制限はかつて常識であり，今も根強いです．一方で，そのようなタンパク質制限は慢性腎不全患者のフレイルを招き，結局予後不良を招きかねません．近年，安易なタンパク質制限は危険であり，非専門医が特に極度のタンパク質制限をすべきではないという考えが主流となりつつあります．それであれば，特に LP が住む場所はなくなるのではないでしょうか．リーナレンの採用を MP に限定する病院もあります．ただし，MP であってもさまざまな制約があることは意識せざるを得ません．

**表3** 各種濃厚流動食の組成

| | | 消化態栄養剤 | 半消化態栄養剤 | | |
|---|---|---|---|---|---|
| | | ペプタメン® AF (ネスレ) | F2α (ニュートリー) | リーナレン® LP (明治) | リーナレン® MP (明治) |
| | エネルギー | 1.5kcal/mL | 1kcal/mL | 1.6kcal/mL | 1.6kcal/mL |
| | 浸透圧 | 440mOsm/L | 370mOsm/L | 720mOsm/L | 730mOsm/L |
| | タンパク質源 | ペプチド | タンパク質 | タンパク質 | タンパク質 |
| 100mL あたり | タンパク質 | 9.5g | 5.0g | 1.6g | 5.6g |
| | 脂質 | 6.6g | 2.2g | 4.48g | 4.48g |
| | Na | 120mg | 100mg | 48mg | 96mg |
| | K | 232mg | 110mg | 48mg | 48mg |
| | Ca | 101mg | 90mg | 48mg | 48mg |
| | Mg | 31mg | 35mg | 24mg | 24mg |
| | P | 85mg | 70mg | 32mg | 56mg |
| | ビタミン A | 150µg | 144µg | 85µg | 85µg |
| | ビタミン D | 1.4µg | 0.55µg | 0.208µg | 0.208µg |
| | ビタミン E | 1.5mg | 3.00mg | 1.6mg | 1.6mg |
| | ビタミン K | 3.0µg | 15.0µg | 3.36µg | 2.24µg |
| | ビタミン B₁ | 0.38mg | 0.21mg | 0.192mg | 0.192mg |
| | ビタミン B₂ | 0.50mg | 0.24mg | 0.208mg | 0.208mg |
| | ビタミン B₆ | 0.65mg | 0.50mg | 1.6mg | 1.6mg |
| | ビタミン B₁₂ | 1.20µg | 1.50µg | 0.384µg | 0.384µg |
| | ビタミン C | 40mg | 30mg | 14.4mg | 14.4mg |
| | 葉酸 | 46µg | 50µg | 100.8µg | 100.8µg |
| | ビオチン | 16µg | 6.5µg | 4.8µg | 4.8µg |
| | パントテン酸 | 3.0mg | 0.90mg | 0.80mg | 0.80mg |
| | 鉄 | 1.6mg | 1.2mg | 2.4mg | 2.4mg |
| | 亜鉛 | 2.2mg | 1.2mg | 2.4mg | 2.4mg |
| | 銅 | 0.15mg | 0.10mg | 0.12mg | 0.12mg |
| | マンガン | 0.75mg | 0.40mg | 0.368mg | 0.368mg |
| | セレン | 6.0µg | 3µg | 14.4µg | 14.4µg |
| | クロム | 8.7µg | 4µg | 4.8µg | 4.8µg |
| | モリブデン | 24.0µg | 2.5µg | 4µg | 4µg |
| | ヨウ素 | 45.0µg | 35µg | 25µg | 25µg |
| | カルニチン | | | 40mg | 40mg |
| | 食物繊維 | | 2g | 1.6g | 1.6g |

各流動食の一部成分を省略. 少数点以下の表示はそれぞれの栄養成分表に忠実とした.

JCOPY 498-16662

---

**筆者の栄養の師**

「リーナレンをどこで使うかって？　僕はフレイル予防を重視するので基本的に使わない．リーナレンを使うとしたら保存期慢性腎不全で，なにがなんでも維持血液透析に移行したくない患者かな…」

---

# 静脈栄養併用も考慮する

　本章においては，経腸栄養を重視して解説しました．腸が使えるのであれば，経腸栄養にこだわることは重要です．かつて，経静脈栄養は悪の帝国扱いを受けましたが，その姿勢もバランスに欠けます．腸の状態や腸だけで栄養を補えないときは，経静脈栄養の併用も積極的に考慮せざるを得ません．

　筆者は，特に CRRT 運転中，総合アミノ酸製剤・アミパレン®（大塚製薬工場）をしばしば併用します．200mL・300mL・400mL 製剤があります．アミパレンのアミノ酸濃度は 10％であることを覚えておけば，タンパク質源の計算を容易にできます．

# 経腸栄養の開始は排便コントロールの開始

　 食品 の著しい性能の向上に伴い，かつての経腸栄養⇒便秘 or 下痢が多いというイメージは払拭されました．しかし，特に便秘は今もやっかいです．普段から便秘に悩まされている，特に高齢女性患者は非常に多いです．そういった患者が重症となったとき便秘を合併し，肛門付近に硬便が形成された後に，便秘対策をしても非常に対処が難しいです．

　挿管・人工呼吸患者にフェンタニルをしっかり使うようになったのではないでしょうか．塩酸モルヒネの副作用・便秘は知られていますが，フェンタニルも高用量であれば便秘をきたします．普段から便秘で悩まされている患者であれば便秘は必発に近く，悩まされていない患者でも早めに対処したほうが無難です．

　筆者は，フェンタニルの使用の有無にかかわらず，便秘リスクが高い患者に対しては経腸栄養開始時点から排便コントロールを意識します．経腸栄養開始と同タイミングでラクツロースや大建中湯を開始することが少なくありません．食物繊維を含まない栄養製剤であれば，食物繊維製剤［筆者施設であればサンファイバー®（太陽化学）］を併用しても良いです．

# 栄養の師を作ろう

　筆者が集中治療医をスタートしたころ，栄養は重要と言いながら，大して重視されていませんでした．特に経腸栄養は嘔吐・下痢・便秘があるから厄介といった雰囲気がありました．

　時は流れ，若手医療者は経腸栄養を当然のものとします．好ましいと感じます．

　一方，本章を書いた動機は，経腸栄養剤の基本的な考え方が全く教育されていないと感じたことです．

　また，|食品|は無数にあり，病院によって採用される製品は相当異なります．

　早期栄養介入管理加算ができたおかげで，管理栄養士が日々 ICU に登場する病院も多いのではないでしょうか．栄養について疑問があるとき，管理栄養士に積極的に質問をしましょう．管理栄養士の知識は，医師の比ではなく，おそらく親切に教えてもらえます．

　筆者の経験を紹介します．ペプタメン AF 投与中の重症患者の血中ナトリウム濃度がやや高くなったことがありました（原因はペプタメンだけではありません）．管理栄養士が「ペプタメン AF は比較的ナトリウム濃度が高いんですよ．○○にしませんか．」といった提案を受けたことがあります．病院にある経腸栄養剤を把握しているすごみを感じました．多職種連携の重要性を強く感じます．

**参考文献**

1) Adibi SA. The oligopeptide transporter (Pept-1) in human intestine: biology and function. Gastroenterology. 1997; 113: 332-40.
2) 児玉浩子．経腸栄養剤・治療用ミルク使用で注意すべき栄養素欠乏．脳と発達．2014; 46: 5-9.
3) 日本集中治療医学会重症患者の栄養管理ガイドライン作成委員会．日本版重症患者の栄養療法ガイドライン．日集中医誌．2016; 23: 185-281.
4) 日本版敗血症診療ガイドライン 2020 特別委員会．日本版敗血症診療ガイドライン 2020．日集中医誌．2020; 28: S1-411.
5) Bellomo R, Tan HK, Bhonagiri S, et al. High protein intake during continuous hemodiafiltration: impact on amino acids and nitrogen balance. Int J Artif Organs. 2002; 25: 261-8.
6) Scheinkestel CD, Adams F, Mahony L, et al. Impact of increasing parenteral protein loads on amino acid levels and balance in critically ill anuric patients on continuous renal replacement therapy. Nutrition. 2003; 19: 733-40.
7) Scheinkestel CD, Kar L, Marshall K, et al. Prospective randomized trial to assess caloric and protein needs of critically Ill, anuric, ventilated patients requiring continuous renal replacement therapy. Nutrition. 2003; 19: 909-16.

JCOPY 498-16662

8) 丸山道生. 経腸栄養剤の分類. In: 丸山道生, 他, 監修. PDN レクチャー Chapter2 経腸 栄 養. Patient Doctors Network. http://www.peg.or.jp/lecture/enteral_nutrition/02.html（最終閲覧 2023 年 10 月 9 日）

9) Matthews DM. Intestinal absorption of peptides. Physiol Rev. 1975; 55: 537-608.

10) 安藤亮一. 腎不全用栄養剤. In: 丸山道生, 他, 監修. PDN レクチャー Chapter2 経腸 栄 養. Patient Doctors Network. http://www.peg.or.jp/lecture/enteral_nutrition/03-03.html（最終閲覧 2023 年 10 月 9 日）

11) 日本静脈経腸栄養学会, 編集. 静脈経腸栄養ガイドライン 第 3 版. 照林社; 2013.

# CHAPTER 12

# 健康保険制限と言うけれど

　我々の医療は，健康保険制度に支えられて運営されています．2003 年の DPC（Diagnosis Procedure Combination：包括医療支払制度）制度開始以前は，「□□は○○を超えると保険で切られる」といった会話が日常でした．

　ICU において行われる血液浄化療法において，今もよく耳にする健康保険制限が 2 つあります．

　「血液浄化液（サブラッド®・サブパック®）の 1 日あたりの保険制限量 15〜20L であり，京都は 15L 程度と聞いています．」

　「抗凝固薬ナファモスタットの保険制限量は 30mg/時と聞いています．30mg/時で十分な凝固時間延長が得られないときは，ヘパリンを併用しましょう．」

　といった具合です．

　筆者は，医療者は健康保険制度の仕組みを知ることも重要と考えています．本章で，血液浄化療法と保険制限について考えてみましょう．

　本章における保険点数や薬価は 2022 年度のものです．

## DPC とは

　DPC は，入院期間中に治療した病気の中で最も医療資源を投入した 1 疾患病名のみに 1 日あたり定められた定額を払う包括評価部分と従来同様出来高部分とを組み合わせた制度です 図1 ．実際には例えば，カテーテル検査と名前がつけば全部出来高部分となるほど甘くなく，非常に細かく要件が定められています．

　外来診療は，今も出来高評価です．よって，「保険で切られる」が今も健在です．

JCOPY 498-16662

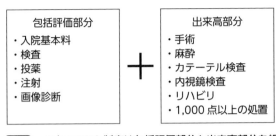

**図1** 日本のDPC制度は包括評価部分と出来高部分を組み合わせる

## 包括評価部分と出来高部分

DPCにおいては，最も医療資源を要した病名を選択します．

**出来高部分** 例えば，急性虫垂炎で手術をしたとしたなら，出来高部分で急性虫垂炎の手術料金や麻酔料金などが算定されます．手術中の出来高部分においては，気管チューブなど物品に加えて，薬剤は使った量を請求できます．よって，出来高部分においては，価格が安い後発薬品（ジェネリック）より先発薬品のほうが通常病院へ入る差額（公定薬価と納入価格の差）が大きく，あえて先発薬品が選ばれることがあります．また，心臓手術であれば，高価な肺動脈カテーテル（スワンガンツカテーテル）によるモニタリングをしますが，算定できます．すなわち，肺動脈カテーテル商品に定められた償還価格を請求でき，やはり納入価格との差が病院の利益となります．この償還価格における差額は，インプラント（例：人工膝関節）や冠動脈ステントなどにおいて非常に大きいとされます．

出来高部分こそが，「保険で切られる」に当てはまります．医療機関のやりたい放題にならないように，薬剤やデバイスの使用量に上限があります．PCIであれば，例えばガイドワイヤーの使用量の上限が決められています．ステントも入れ放題とはなりません．

**包括評価部分** 急性虫垂炎で手術をした患者が，敗血症性ショックとなり入院期間が大幅に長くなったとします．その場合には，急性虫垂炎より敗血症のコードを選択したほうが高額であるので，敗血症を選択します（医療資源を最も投入した傷病名を選択すると表現します）．手術の出来高部分はそのままです．

実際には，敗血症においても樹形図とよばれる細かい区分があり，ガンマグロブリン・中心静脈注射・人工腎臓（血液透析）・人工呼吸・持続緩徐式血液濾

**表1** DPC における敗血症点数（2022 年度）

| 1 歳以上 | A 日以下 | | B 日以下 | | C 日以下 | |
|---|---|---|---|---|---|---|
| 手術・処置等 2 | 入院期間① | 点数/日 | 入院期間② | 点数/日 | 入院期間③ | 点数/日 |
| なし | 1〜9 日 | 3,061 | 10〜17 日 | 2,171 | 18〜60 日 | 1,846 |
| ガンマグロブリン | 1〜11 日 | 4,500 | 12〜21 日 | 2,208 | 22〜60 日 | 1,877 |
| 中心静脈注射・人工腎臓・人工呼吸 | 1〜14 日 | 3,532 | 15〜30 日 | 2,564 | 31〜90 日 | 2,180 |
| 持続緩徐式血液濾過・吸着式血液浄化法 | 1〜14 日 | 9,213 | 15〜35 日 | 3,501 | 36〜120 日 | 2,975 |

| 1 歳未満 | A 日以下 | | B 日以下 | | C 日以下 | |
|---|---|---|---|---|---|---|
| 手術・処置等 2 | 入院期間① | 点数/日 | 入院期間② | 点数/日 | 入院期間③ | 点数/日 |
| なし | 1〜4 日 | 2,357 | 5〜7 日 | 1,929 | 8〜30 日 | 1,736 |
| ガンマグロブリン・中心静脈注射・人工腎臓・人工呼吸・持続緩徐式血液濾過・吸着式血液浄化法 | 出来高 | | | | | |

1 点＝10 円

過・吸着式血液浄化法（エンドトキシン吸着療法）の実施の有無によりコードが異なります **表1**.

　入院医療を対象とする包括評価部分は，A 期間・B 期間・C 期間と分かれており，算定点数は A＞B＞C です.

　疾患によりコードの点数も，A・B・C の長さも恐ろしく異なります. C 期間を過ぎると出来高評価となりますが，病院の収入において著しく不利となります.

## DPC と血液浄化療法

　血液浄化療法において，包括評価部分に，「持続緩徐式血液濾過」の技術料が加えられます **図2**.

　持続緩徐式血液濾過とは CHF です. CRRT の歴史は CHF から始まったので今も健康保険において CRRT は「持続緩徐式血液濾過」と表現されます. CHD や CHDF も，「持続緩徐式血液濾過」の技術料で算定されます.

JCOPY 498-16662

| 包括評価部分 | | 出来高部分 |
|---|---|---|
| ・カラム(ヘモフィルター)<br>・抗凝固薬<br>・透析液，補充液<br>・血漿交換時の FFP，アルブミン<br>・プライミング用生理食塩水など | ＋ | ・技術料<br>持続緩徐式血液濾過<br>(1 日につき) 1,990 点<br>(令和 4 年) |

**図2　急性期医療・血液浄化療法における包括評価部分と出来高部分**
文献 1 より改変

余談ですが，例えば血液浄化液サブラッドの正式名称は，サブラッド血液ろ過用補充液です．CHF は補充液を使用するので，この名称です．しかし，CHD や CHDF の透析液としてもサブラッドを使用します．以前は，「厳密には保険の適用外使用」とされたのですが，当局より通達があり，現在は，血液ろ過用補充液名称は変更されていませんが正式な適用です．

## 急性期医療・血液浄化療法における包括評価部分 図2

ヘモフィルターや抗凝固薬など血液浄化療法に必要な物品のほぼすべてが「包括」されていることがわかります．ただし，どのヘモフィルターをいつ使用したのかは保険請求の際，登録しなければなりません．

## 急性期医療・血液浄化療法における出来高部分 図2

CRRT において技術料として 1 日につき 1,990 点（19,900 円）が認められています．

この条件も無制限ではありません．

急性腎障害・薬物中毒などは 14 回/月，重症急性膵炎・重症敗血症は 8 回まで，劇症肝炎・術後肝不全は 10 回/月（3 カ月まで）といった具合に回数が決められています．

重症急性膵炎・重症敗血症の条件は，いわゆる non-renal indication（腎機能の低下がなくても行う血液浄化療法）であり，率直に言って，日本で重視されます．この適用においては，要件を満たす医学的根拠について診療報酬請求に記載しなければなりません．

急性腎障害で請求されることが多いのではないでしょうか．一般的な維持血液透析患者は，2 日に 1 回透析治療を受けますよね（厳密には 3 回/週）．14 回/

月はそれに合わせて設定されたと言われます.

　同じ日に, IRRT（急性腎不全に行ったとき1,580点）とCRRT（1,990点）を行っても片方しか算定されません. CRRTのほうが高額なので, 通常CRRT側で算定します.

## 急性期医療・血液浄化療法のコスト構造

　CRRT用ヘモフィルターの価格は1本30,000円弱です. ヘモフィルターは閉塞により1日数本使用するときがあるので, 1,990点（19,900円)/日では割に合わないと思うのではないでしょうか.

　成人の敗血症のDPCの 表1 において, ガンマグロブリン・中心静脈注射・人工腎臓（血液透析）・人工呼吸・持続緩徐式血液濾過・吸着式血液浄化法のいずれにも当てはまらなければ, A期間は9日であり3,061点（30,610円)/日です. 一方, CRRT（持続緩徐式血液濾過）を1日でも行えば, A期間は14日であり9,213点（92,130円)/日です. C期間まで前者は60日, 後者は120日です.

　包括評価 図2 においてヘモフィルター・血液浄化液などを含むことは割に合わないように思えますが, 高い保険点数が長期間設定されていることで割に合っているのです.

　余談ですが, CRRT限定と思われがちなサブラッドなど血液浄化液は, 透析クリニックなどにおける維持血液透析オフラインHDF用にも使用されます（オフライン＝水道管につながらないという意味であり, 水道水から作る透析液ではなく, 血液浄化液製剤を使用するHDFの意）. 外来診療は出来高なので, 血液浄化液は出来高支払いされます. ただし, 10〜12L/日といった保険制限量があります. サブラッド・サブパックの出荷量の半数程度がオフラインHDF目的です. 水道水の超高度洗浄を必要とするオンラインHDFを積極的に行うクリニックが増えていますが, 水質浄化への投資や高度の水質の監視を必要としないオフラインHDFも増えているようです.

# 「15L/日を超えると保険で切られます」

　「血液浄化液量が15L/日を超えると保険で切られる」は今も多くのICUにおいて交わされる言葉ではないでしょうか. DPC制度導入前, 入院医療も出来高算定であったときの保険制限が今も語り継がれているように感じます.

JCOPY 498-16662

おそらく，CRRT を行う ICU をもつ病院の大半は DPC 導入病院でしょう．

ここまで解説してきたように，急性期医療・血液浄化療法においては，血液浄化液量は包括されます **図2**．「血液浄化液量が 15L/日を超えると保険できられる」は事実ではありません．DPC 制度包括部分において，例えば高額な薬剤をクレイジーに使っても「保険で切られる」ことはありません．病院の収支が悪化する"だけ"です．DPC は，コストを考えず医療をする病院に厳しい制度と言われます．

サブラッド（2,020mL）の定価は 973 円，サブパック（2,020mL）は 1,050 円です．

サブラッドの使用量を 15L/日から 25L/日とすると，定価は 4,865 円コストアップします．

ICU でよく使用するオノアクト®（ランジオロール）は 1V（50mg）3,920 円であり，時に 1 日に 10 本近く使用します．その他に高額な薬剤は数多くあります．筆者は，薬剤をだらしなく使う医療は好みではありませんが，決して高額と言えない血液浄化液を「保険で切られる」を理由に制限する（自主規制と言っても良いかもしれません）ことは残念です．病態に応じて，血液浄化液の使用量を変えることは，集中治療に関わる医療者として「腕の見せ所」であるからです．

## 15L/日の保険制限は時にあり得る①

健康保険制度は非常に複雑です．例外だらけです．

急性腎障害・薬物中毒などへの CRRT の加算は 14 回/月までであることを紹介しました（IRRT 施行回数を含む）．15 回/月を超えた分については，持続緩徐式血液濾過加算を算定できなくなりますが，「薬剤料又は特定保険医療材料料は別に算定できる」規定があります．よって，血液浄化液・ナファモスタットなどの抗凝固薬・ヘモフィルターを算定できます（無制限とまではいかず，地域によって条件が相当異なるようです）．この場合には，出来高算定となるので，血液浄化液上限 15〜20L/日，ナファモスタット上限 30mg/日といった保険制限を意識しなければなりません．保険制限以上使用したとしてもコストアップは先の説明と同様なのですが，保険査定という形で病院へフィードバックがなされるので，病院からの指導につながるかもしれません．

「CRRT において血液浄化液量 15L/日制限は気にしなくて良い」は，重症患者の初期治療においてであり，15 回/月を超えた時点以後に当てはまらないと理解してください．

　1 歳未満の小児の敗血症の DPC 表1 において，ガンマグロブリン・中心静脈注射・人工腎臓・人工呼吸・持続緩徐式血液濾過・吸着式血液浄化法が行われたとき，出来高算定されます．ただし，1 歳未満に対しての 15L/日は十分な量であり，超えることはまれでしょう．

　入院した後，24 時間以内に死亡した患者または生後 1 週間以内に死亡した新生児も，出来高算定されます．

　個別疾患でも介入内容次第で出来高算定されることがあります．例えば大動脈解離に対して手術は行われず，ECMO など循環補助が行われ，中心静脈注射・人工呼吸・CRRT などが行われると，出来高算定となります．「医療資源が多く使用される重篤な急性期疾患の生命予後が悪い群」に出来高算定が設定されているようです．高額医療資源を投入した患者が短期で亡くなると病院の損失が膨大になるからでしょうか．

　基本的に，包括評価部分が出来高算定となる頻度は多くはありません．過度に気にする必要はないと考えます．

# ナファモスタットにおいても同様

　CRRT 運転時の抗凝固薬として頻用されるナファモスタットは 30mg/時が，出来高制度時代からあり，DPC 制度開始から約 20 年が経過した今においても語られます．

　かつて，ナファモスタットの先発品であるフサン® は 1V が現在の 10 倍近い価格でした 表2．30mg/時で 1 日使用すると，90,000 円近くに達しました‼30mg/時の制限が設けられたのも無理はありません．

　余談ですが，フサンは，開発した鳥居薬品を大きく発展させました．CRRT だけでなくヘパリン起因性血小板減少症や出血傾向などヘパリンを使用できない維持血液透析において使用されたので，莫大な出荷量となりました．そして，同社後援による○○県急性期血液浄化研究会といった勉強会が全国に設立されました．時は流れ，2019 年，フサンは他社に移管され，多くの研究会はクローズされました．実は，筆者も，ある県の最後の急性期血液浄化研究会で講師を担当しました．スポンサーシップは時として悪者扱いを受けますが，急性期血液浄化療法の全国的な普及に一定の役割を果たした面もあると感じます．

**表2** ナファモスタットの価格

| ナファモスタット | 単価 | 1日の使用量 | 1日の金額 |
|---|---|---|---|
| 先発品　フサン 50mg/V | 650 円 | 15V | 9,750 円 |
| 後発品　ナファモスタット 50mg/V | 341 円〜650 円 | 15V | 5,115〜9,750 円 |
| かつての先発品フサン 50mg/V (1990 年代後半) | 5,772 円 | 15V | 86,580 円 |

ナファモスタットを 30mg/時で1日使用すると 15V 必要とするので使用量を 15V とした.
文献 2 より改変

　血液浄化液と同様に，ナファモスタットも包括評価部分に含まれます **図2**.
　ナファモスタットの保険制限量上限 30mg/時は，CRRT の設定やヘモフィルターの選択によりますが，特に体格が大きい成人において初期設定量としても少ないと感じます.筆者はさまざまな設定を工夫し予防的にヘモフィルター閉塞を避けることが重要と考えます.ナファモスタット初期投与量は 30〜40mg/時とし，ヘモフィルターのヘッダーに血栓が容易に形成，あるいはヘモフィルターが早期に閉塞する場合には，50mg/時以上に設定することも少なくありません.ナファモスタットを吸着しやすいセプザイリス® においても最初から増量するべきでしょう.「ナファモスタット 30mg/時は過去のルール」と周囲に説明しながら，量設定をしています.
　ただし，CRRT が 15 回/月を超えたとき，その他の条件で出来高算定となったときは，30mg/時が保険制限量となります.

## 「保険償還価格が設定される」 ≠ 「保険償還される」

**医療機器販売会社担当者のプレゼンテーション**
「この○○は保険償還価格が設定されています.ぜひ,お使いください.」

　特定保険医療材料の保険償還価格算定という言葉があります.特定保険医療材料とは，ヘモフィルター・カテーテル・患者に装着する各種モニター・各種インプラントなどです.それを使用したときの保険償還価格が決められます.通常，病院への納入価はそれより安いので，使うほど利益が出ることとなります.
　しかし，特定保険医療材料は使用場所を限定して，出来高算定時に保険償還の

対象となります．主に手術対象です．

　保険償還価格設定された中心静脈カテーテルで考えてみましょう．

　例えば，手術中に使用すれば，麻酔の全身管理に必要として保険償還の対象となり得ます．ただし，簡単な手術で使用すると，あるいはリスクが低い患者で使用すると不要であるとして保険査定の対象となります．結局支払われません．出来高部分は査定の対象となるのです．

　一方，ICU で中心静脈カテーテルを使用しても，保険償還の対象とはなりません．ただし，中心静脈注射が DPC において高いコードに結びつくことがあります　表1．また，1歳未満の敗血症や，入院 24 時間以内に死亡など DPC の包括算定から外れたら，対象となります．

　CRRT ヘモフィルターも総じて，保険償還価格が定められます．しかし，DPC 制度においては，基本的に包括評価部分に含まれます　図2．保険償還されません．

　それにもかかわらず，医療機器のプロモーションにおいて，「保険償還価格が設定されているんですよ」と説明されることは多いです．「保険で支払われるんだー」と捉える医療者は少なくありません．

　あるとき，あまりに保険償還されると強調する販売担当者に対して，筆者がそれを指摘したところ，「我々，医療制度について実は詳しくないんです…」としどろもどろになったことがありました．残念ながら，販売担当者自体が，保険償還価格の設定と保険償還されるかは別であることを理解していないケースが少なからずあります．

**参考文献**
1）今泉　均．血液浄化療法における保険診療．救急・集中治療．2022；34：1607-15．
2）小尾口邦彦．ER・ICU 診療を深める 2 リアル血液浄化 Ver.2. 中外医学社；2020.

JCOPY 498-16662

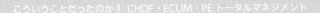
# 実際，日本の血液浄化液保険制限量では足りないのか？

　日本の保険制限量 15～20L/日を遵守する施設が多いのではないでしょうか．DPC 制度が導入され保険制度が変わったにもかかわらず，保険制限の意味が正しく理解されていない面があります（➡ p.124）．

　それはさておき，筆者は，メリハリをつけて血液浄化量の設定を変えることが重要と考えています．

### 敗血症患者．全身状態は比較的安定しているが，急性腎不全を合併し無尿に近く血液浄化が必要

　おそらく，アメリカであれば，IRRT の適応とされるでしょう．

　一方，日本では，CRRT を開始する施設が多いのではないでしょうか．DPC 制度や特定集中治療室管理料の必要項目，特定集中治療室管理料 I の 25 日加算要件などにおいて，CRRT は優遇されていることも関係します．

　この患者の状態であれば，日本の保険制限量遵守で特に問題となることはありません．CRRT により，血清 BUN・Cre といったパラメーターも減少傾向をみせます．ただし，1 日の CRRT 運転による変化は，BUN 80mg/dL → 65～70mg/dL といった程度であり，大きくはありません．まあ，それでも困らないわけです．筆者も，このような状況であれば，保険制限量を意識した設定とすることに異論はありません．

　「AKI（急性腎障害）ガイドライン 2016」[1] の，AKI に対する血液浄化療法の血液浄化量設定テーマにおいて，「至適な血液浄化量を推奨できる根拠となるエビデンスはなく，病態に応じた設定が必要である」としています．海外の推奨量（20～25mL/kg/時）以上の設定で予後が改善したエビデンスはなく，日本の保険診療で認められる血液浄化量（10～15mL/kg/時）と海外の推奨量とを比較した観察研究は 2 編しかなく，死亡率に有意差はなかったことから，日本の保険制限量から海外の推奨量に変更する明確なエビデンスはないと解説されまし

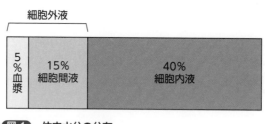

**図1　体内水分の分布**
％は体重に対して占める割合

た．保険制限量なるものの扱いは難しいのですが（➡ p.124），日本腎臓学会など5学会で作成されたガイドラインであり，日本の保険制限を無視し，海外の推奨量を採用しようとは言えない面もありそうです．

## 敗血症性ショック患者．極度の代謝性アシドーシスがある．急性腎不全により血清カリウム 6.8mEq/L

　極度の敗血症性ショック・代謝性アシドーシスと戦うのであれば，保険制限量では全く足りません．筆者であれば，血液浄化液流量 2,000mL/時といった設定を平気でします．実際，ヒリヒリした戦いにおいて重要です．

　全身状態が安定している高カリウム（K）血症は，本来，小分子を短時間で大量に除去できる HD（透析液流量 30L/時程度）で対応すべきです．高 K 血症において，当然 K は血管内だけでなく，間質や細胞内に膨大な量あります．そして，血管内容量より間質・細胞内のほうがスペースとしてははるかに大きいです **図1**．そもそも細胞内の K 濃度の正常値は 140mEq/L と，血液よりはるかに高いので，K の大半は細胞内にあると言っても過言ではありません．よって，血清 K 高値であるとき，細胞内においても K があふれています．

　多くの施設において，特に時間外の HD 対応は難しいのではないでしょうか．その場合に CRRT は有効ですが，保険制限量ではあまりに寂しいです．CRRT 機器の透析液流量設定の上限は 4,000mL（4L）/時以上あります．筆者であれば，最初の数時間，透析液流量 2,000〜4,000mL/時で運転し，血清 K 値が落ち着いたところで，さらに 1,000〜2,000mL/時で数時間運転します．

**参考文献**
1) AKI（急性腎障害）診療ガイドライン作成委員会，編．AKI（急性腎障害）ガイドライン 2016．東京医学社；2016．

JCOPY 498-16662

# 小児 CRRT

　小児 CRRT の頻度が多いと言える施設は少ないのではないでしょうか．

　小児医療全般に通じることですが，小児への特別な対応が必要な面と，成人と同様の対応の両面があることを意識しなければなりません．

　率直に言って，小児 CRRT と言っても体重 15〜20kg 以上であれば，成人のCRRT と大差はありません．体重が小さくなると，まして新生児となると，CRRT の運転は非常に難しくなります．新生児への注意点がある項目は，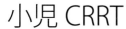としました．

## 小児 CRRT は循環動態を不安定とするのか？

　成人の CRRT であっても，不慣れな医療者は「CRRT によって循環動態が不安定にならないでしょうか？」と心配します．まして，小児 CRRT に対して，恐怖心をもつ医療者が大半です．

　成人の HD においては血液流量≪透析液流量（2 倍以上）**図1a** であるのに対して，成人の CRRT においては血液流量≫透析液流量です **図1b**．筆者は「泥水（血液）に対して，洗浄水が少なすぎるので効率が低い」と説明します．成人の CRRT（例: CHD）において，効率低下の原因である低透析液流量が律速段階となります．血液流量は効率にあまり関係ありません．

　小児の CRRT の一般的な設定 **表1** においても状況は同じです **図1c**．効率が低いため，血漿浸透圧への影響は緩徐です．そして，CRRT は代謝性アシドーシスを強力に補正するので，むしろ血圧は安定するときが多いです（➡ p.82）．

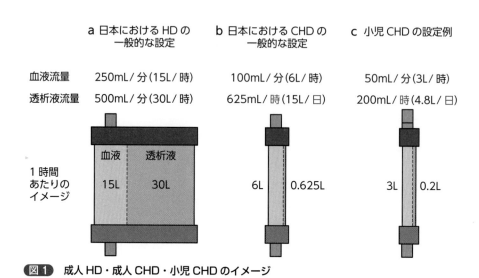

**図1** 成人 HD・成人 CHD・小児 CHD のイメージ

**表1** 小児の一般的な CRRT 設定

| CRRT 名称 | CHD | CHF | CHDF |
|---|---|---|---|
| 血液流量 | 1〜5mL/kg/分 | 1〜5mL/kg/分 | 1〜5mL/kg/分 |
| 浄化液流量 | 透析液流量 100〜800mL/時 | ろ液流量は血液流量の 10〜20%以下 | ろ液流量は血液流量の 10〜20%以下．透析液流量は比較的自由に設定できる（100〜800mL/時） |
| 特記事項 | 脱血良好であるかどうかに依存せずに透析液流量は設定できる | ろ液流量は血液流量に依存するため脱血不良時は下げざるを得ない | CHDF の真のろ液流量はろ過ポンプ流量ではない．「ろ過ポンプ流量－透析液ポンプ流量」が真のろ液流量 |

参考：成人の CRRT 設定例（除水なし，浄化液保険制限量を 20L/日として意識したとき）

| | CHD | CHF | CHDF |
|---|---|---|---|
| 血液流量 | 100〜150mL/kg/分 | 100〜150mL/kg/分 | 100〜150mL/kg/分 |
| 透析液 | 800mL/時 | | 500mL/時 |
| 排液（ろ液） | 800mL/時 | 800mL/時 | 800mL/時 |
| 補液 | | 800mL/時 | 300mL/時 |

文献1より引用

JCOPY 498-16662

# initial drop（イニシャルドロップ）

　CRRT や ECMO など体外循環回路は準備の段階で，通常，細胞外液など晶質液で満たします（プライミング）．体外循環を開始すると，患者の血液は，晶質液により希釈されます．血液の粘度が大幅に低下するため，末梢血管抵抗も急激に減少し，血圧が低下します．これを initial drop とよびます．成人においては，輸液負荷や血管作動薬（昇圧薬）により速やかに血圧は回復します．

　特に小児においては，initial drop を無視できません．循環血液量に対して，体外循環回路容量が相対的に無視できないからです．CRRT 運転開始時の循環動態への影響を最小限とするために，小児 CRRT 回路のプライミングは以下のように血液製剤の使用を考慮します．

---

日本小児急性血液浄化ワーキンググループ・プライミング溶液標準化案[2]

体重　～10kg：血液 and/or アルブミン

　　10～15kg：血液 and/or アルブミン or 生理食塩水

　　15kg～：生理食塩水

**新生児**[3]　濃厚赤血球：新鮮凍結血漿（または 5％アルブミン製剤）

　　　＝1：1（～3：1）で混和

血液製剤は低 pH, 高カリウム，低カルシウム，クエン酸含有など，正常血液組成と大きく異なるため，CRRT 開始前に回路内血液を補正する必要がある．

---

# 血液流量 $Q_B$

　他章で解説したように，血液流量は体外循環の命です（➡ p.17）．

　CRRT に不慣れな医療者は，高血液流量は循環動態の不安定につながり，低血液流量のほうが安定につながると考えがちです．特に，小児においてはそのように考えられがちではないでしょうか．

　例えば，血液流量を 50mL/分と設定したのであれば，血液を 50mL/分を脱血すると同時に 50mL/分を送血するので，血管内の血液量に対して中立です．

　もちろん，血液流量が大きいと，血液浄化の効率が上がり，血管内脱水となるのでは？　と発想もされます 図2．先に解説したように，CRRT の特徴は，血液流量に比べて血液浄化液流量（透析液流量など）が極度に少ないことです．よって，血漿浸透圧への影響が緩徐です．

一方，小児CRRTと言っても，全長が2m近くある体外循環回路に血液を通さなければならない現実に変わりはありません．ヘモフィルターや回路の閉塞を防ぐためには，血液流量をある程度高く保つことが重要です． 表1 には，最低血液流量1mL/kg/分とありますが，あまりに低流量であり，実用的な流量ではありません．

新生児 「血液流量は1~5mL/kg/分で，低体重児では可能な限り多い流量が取れると安定して施行することができる．（中略）多くは最低でも5mL/分の流速で行う必要がある．アンモニアや有害物質の急速除去目的の場合や肝不全などでは，なるべく多くの血液流量を確保し，急速な有害物質除去やろ過を行う．」（「体外循環による新生児急性血液浄化療法ガイドライン」[3]，一部筆者が表現を改変，下線も筆者による）

HDは小分子を大量に除去する

血漿浸透圧が大幅に低下する

間質液・細胞内液との浸透圧差ができる

浸透圧差を補正するために，血管内から間質・細胞内へ水分が移動

血管内脱水・循環動態不安定

図2 HDにより血圧が不安定となる理由

## 脱血良好は必要条件

　他章でも説明しましたが，脱血が良好であることが血液浄化療法においては必要条件です．脱血不良⇒CRRT機器停止⇒再開　を繰り返すとあっという間に回路が閉塞します．

　脱血不良が改善しないため低血液流量とせざるを得ず，一方で血液浄化療法が必要であるとき，CHFやCHDFなどろ過原理ではなく，CHDを選択しましょう．CHDは脱血不良であっても比較的，血液浄化の効率が保たれます．

新生児 新生児においては，右内頸静脈経由で右房までカテーテル先端を留置しないと血液流量の確保は困難とされます[4]．今や，この先端位置推奨は，患者の世代を問わないのではないでしょうか（➡ p.56）．

JCOPY 498-16662

# 抗凝固薬

　「体外循環による新生児急性血液浄化療法ガイドライン」においては，低体重児では出血のリスクが高いことから，ナファモスタットを第一選択とし，0.5～1.0mg/kg/時とされています[3]．日本において，新生児に限らず，CRRT 全般において，ナファモスタットが主に使用されています．

　筆者は，以前，未分画ヘパリンの使用にこだわった時期がありましたが，ヘパリンの効果発現は非常に個人差が大きいです．率直に言って，ナファモスタットによる管理のほうがはるかに楽です．ナファモスタットの薬価が恐ろしく下がったこともあいまって（➡ p.130），ナファモスタットのみで管理するようになりました．

# CRRT 回路への抗凝固薬注入部位

　CRRT に限らず体外循環回路において，血液ポンプ前後で圧環境は全く変わります．

　血液ポンプ前（脱血）は，陰圧です．血液ポンプを過ぎると，送血が完了するまで（血液が体内に戻るまで）陽圧です．

### 通常の抗凝固薬注入部位

　体から脱血された血液は，刻一刻と固まろうとします．本来，脱血直後に抗凝固薬を注入するのが理想的です．しかし，回路の陰圧部位に抗凝固薬を接続すると 図3b，抗凝固薬シリンジがシリンジポンプから外れたとき，抗凝固薬の残量すべてが CRRT 回路に吸い込まれるリスクがあります．

　よって，血液ポンプ直後から抗凝固薬を注入するのが大原則です 図3a．

### 小児 CRRT で好まれる抗凝固薬注入部位 [4]

　小児 CRRT の血液流量は，例えば 50mL 分です．成人 CRRT の価値観で言えば，「なんですか？ その低流量は．低血液流量すぎて回路閉塞リスクが高くなりますよ」です．回路閉塞リスクを下げるために，あえて脱血部位へ抗凝固薬を注入する施設があります 図3b．成人 CRRT においても，脱血部位に抗凝固薬を注入するこだわりの施設があります．

　医師・看護師・臨床工学技士のすべてが，脱血部に抗凝固薬を接続するリスク

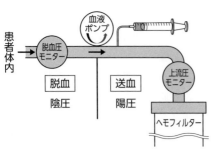

a 通常の抗凝固薬注入部位

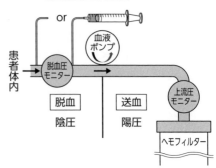

b 小児 CRRT において好まれる
　　抗凝固薬注入部位

**図3** CRRT 回路抗凝固薬注入部位

を共有する必要があります.

## CRRT のどのモードを使うべきか？

　「体外循環による新生児急性血液浄化療法ガイドライン」[3] において，先天性代謝異常・電解質異常・アシドーシスに対して CHD・CHDF を，浮腫・溢水・輸血，輸液，栄養のための血管内スペースの確保に CHF を推奨しています. CHF が除水に優れると理解されています.

　CHD・CHDF においても，「排液流量（ろ液流量）－透析液流量」がろ過原理となり，除水がなされます. CHF が除水に優れるわけではありません.

　あくまで，ろ過原理を重視するのであれば（中分子除去を目指すのであれば），CHF・CHDF を選択するべきでしょう. すなわち，炎症性サイトカインの除去や肝不全などによる毒性物質除去を目指すときです.

## CHD・CHF・CHDF のパフォーマンスの復習

### 透析液流量アップによる CHD パフォーマンスの変化

　保険制限量（15〜20L/日）を遵守したときの成人 CRRT のグラフはもうおなじみですよね **図4黒グラフ** . このグラフだけから判断すると，CHD はたいしたことがないように思えます.

CHD の強みは，保険制限量を気にしなければ，透析液流量を簡単に増量できることです．透析液が通る中空糸外のスペースは一見狭くみえますが，実際には1つの広大なスペースです **図5**．透析液は全く抵抗なく通ります．HD であれば，ナント，30L/時もの透析液が通過します．CRRT 機器においては，透析液流量の上限は 4~6L/時です．これは，ヘモフィルターの構造上の制約ではなく，設定上限だからです．

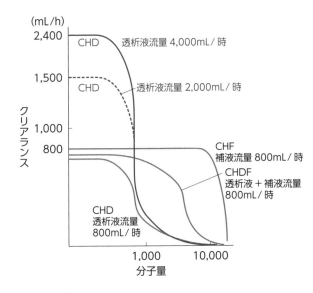

**図4** CHD・CHDF・CHF クリアランスの比較と，透析液流量を増加させたときの CHD グラフ
血液流量100mL/時でシミュレーション
文献1より引用

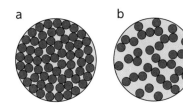

**図5** ヘモフィルターの断面のイメージ
a) 10,000 本近い中空糸が実際には収納される．
b) 中空糸を減らすと，中空糸外スペースがつながり自由度が高いことをイメージしやすい．
文献5より引用

CHD において，透析液流量をアップすれば，小分子のクリアランスは飛躍的に上昇します．

実際，筆者は，成人の高カリウム血症など小分子を短時間に大量除去したいとき，最初の半日程度，透析液流量 2,000mL/時といった設定をすることがあります．HD に及びませんが，保険制限量を意識した CRRT よりはるかにカリウム除去がなされます．

# 小児 CRRT・究極のクリアランスを目指して 表2

筆者は，CRRT の血液浄化液流量を設定するとき，今も過度に保険制限量 15 ～20L/日が言われることに批判的な立場です（➡ p.124）．CRRT を必要とする状況の多くは，DPC 制度において保険制限が関係しない包括評価部分に血液浄化液コストは含まれるからです（➡ p.127 図2）．

新生児医療においては，しばしば出来高制度が適用されます．例えば，ICU における 1 歳未満の敗血症治療は出来高となる可能性が高いです（➡ p.130 表1）．

血液浄化液量の保険制限量 15～20L/日は年齢を問いません．よって極論を言えば，3kg の新生児に対してでも 15～20L/日を「保険制限量内」で使用できることになります．それを前提に，以下を読み進めてください．

高カリウム血症・リチウム中毒・高アンモニア血症などにおいて小分子を速やかに取り除きたいとき，CHD モードを選択し透析液流量を増加することは有効です． 図4 赤グラフ のコンセプトです．

一般的な HD（維持血液透析）において，透析液流量は血液流量の 2～2.5 倍程度に設定します．筆者が提唱する泥水理論において，血液が泥水，透析液は洗浄水です．泥水を薄くするために洗浄水は多ければ多いほどよいはずです．しか

表2 小分子急速大量除去を意識した小児 CRRT 設定

| CRRT モード | CHD |
|---|---|
| 血液流量 | 3～10mL/kg/分，得られる最大限の流量 |
| 透析液流量 | 血液流量の 2 倍程度．保険制限を意識すれば透析液流量 700～800mL/時が上限だが開始日はそれを超える設定もあり得る． |
| 特記事項 | 中止後のリバウンドに注意 |

文献 1 より引用

JCOPY 498-16662

し，実際の血液浄化療法においては，ダイアライザー（ヘモフィルター）を血液が通過する時間制限があります．血液中の小分子が透析液へバランスよく拡散するのが 2～2.5 倍です．

先天性代謝異常症による高アンモニア（NH₃）血症新生児 2 症例に対して，ハイフロー CHD が有効であったとする報告[6] があります．

1 症例（体重 2.8kg，日齢 3，カルバミルリン酸合成酵素欠損症）は，血液浄化療法施行施設への転院時点において NH₃ 4,510μg/dL と高値でした．NH₃ の脳への毒性は非常に高いため急がなければなりません．血液流量 2.86mL/kg/分・透析液流量 3.57mL/kg/分で CHD が開始され，開始 13 時間後に血液流量 3.57mL/kg/分・透析液流量 7.14mL/kg/分に達しました（透析液流量は血液流量の 2 倍に設定されています）．透析液流量 7.14mL/kg/分は，約 1,200mL/時です．体重 2.8kg の新生児に対してです．新生児へのハイフロー CHD は，実質的に成人の HD に近いです．患児の血清 NH₃ は順調に低下し，最終的に独歩・指示動作可能となりました．「体外循環による新生児急性血液浄化療法ガイドライン」[3] において，「先天性代謝異常症では（血液浄化を）早急に開始する」とあります．

もちろん，このようなハイフロー CHD を長期間施行するのであれば，CRRT トラウマを意識した管理をしなければなりません（➡ p.87）．また，CRRT 各種ポンプの誤差数%は大人では問題となりませんが，数百 mL の誤差は新生児において無視できません[2]．CRRT 各種ポンプの数値だけを信頼したバランス管理ではなく，患児の体重や心エコー所見などを総合的に考えたバランス管理が要求されます．

# 小児の急性期血液浄化療法の 3 大合併症

小児の急性期血液浄化療法の 3 大合併症は，低血圧，低体温，出血です[2]．

**低血圧** 特に，initial drop が問題となります．CRRT 導入前に循環動態の不安定があるのであれば，カテコールアミンをあらかじめ増量するといった対応が必要となります．

**低体温** CRRT 機器のヒーターの使用に加えて，CRRT の回路をアルミホイルで覆うといった工夫が重要です（➡ p.88）．

**出血** 特に新生児においては，脳出血の合併が恐れられます．FFP を積極的に使うといった対応が取られるケースが多いです．

# 血液浄化用カテーテル・ヘモフィルター膜面積の選択 表3 表4 表5 表6 表7

　成人用血液浄化用カテーテルにおいてサイドホールによる血管壁へのへばりつき現象が問題となります（➡ p.63）．小児 CRRT においてサイドホールによるへばりつき現象は成人以上に問題となりやすく，エンドホール（➡ p.60 図2）が好まれます．

　ヘモフィルターの膜面積 0.1m² は新生児用です．CRRT の律速段階は，血液浄化液流量であるので，膜面積が大きい製品を選択する必要はありません．低血液流量で膜面積が大きなヘモフィルターを選択すると，中空糸 1 本あたりの圧が小さくなり，ヘモフィルター閉塞につながりやすいです（➡ p.24）．体重 20kg 程度まで膜面積 0.3m² が選択されます．

**表3　小児用血液浄化用カテーテル（ダブルルーメン）**

| 会社名 | 製品名 | 形状 | 外径，有効長，その他 |
|---|---|---|---|
| モザークメディカル | ブラッドアクセスカテーテル トルネードフロー，6307-10EW | エンドホール型（➡ p.60 図2） | 外径 7Fr，有効長 10cm，目標体重 5〜9kg |
| ニプロ | ブラッドアクセス UK-カテーテルキット（ベビーフロー），BA-UK UB-0610-W | エンドホール・サイドホール | 外径 6Fr，有効長 10cm，新生児向，樹脂被覆ニッケルチタンガイドワイヤ（➡ p.46 図8a） |
|  | ブラッドアクセス UK-カテーテルキット（ツインエンド），BA-UK UB-0813-W・BA-UK UB-0815-W | エンドホール型（➡ p.60 図2） | 外径 8Fr，有効長 13cm，15cm |
| 林寺メディノール | デュオ・フロー XTP ダブルルーメンカテーテルセット，XTP74MP・XTP96MP・XTP98MP | 一体型同軸 2 層構造（エンドホール・サイドホール） | 外径 7Fr，有効長 10cm |
|  |  |  | 外径 9Fr，有効長 15cm，20cm |
| バクスター | GamCath カテーテル N，GDK-610PN，GDK-612.5PN，GDK-615PN，GDK-810PN，GDK-812.5PN，GDK-815PN | サイドホール（➡ p.63 図3） | 外径 6.5Fr，有効長 10cm，12.5cm，15cm |
|  |  |  | 外径 8Fr，有効長 10cm，12.5cm，15cm |

外径 9Fr 以下の製品を紹介．以下，各表の製品名の登録商標マークは省略．
文献 1 より改変

JCOPY 498-16662

**表4** 体重によるカテーテル選択の目安

| | |
|---|---|
| 2～3kg | ベビーフロー |
| 3～5kg | |
| 5～9kg | トルネードフロー |
| | ツインエンド |
| 10～19kg | |

文献2より引用

**表5** 日本小児急性血液浄化ワーキンググループ・モジュール選択標準化案

| 体重 | ヘモフィルター膜面積 |
|---|---|
| ～5kg | $0.1m^2$ |
| 3～20kg | $0.3m^2$ |
| 15kg～ | $0.6m^2$ |

文献2より引用

**表6** 小児に使用されるヘモフィルター

| 会社名 | 製品名 | 膜面積 $(m^2)$ | 血液充填量 (mL) | 素材 |
|---|---|---|---|---|
| 旭化成メディカル | エクセルフロー AEF-03 | 0.3 | 26 | PS |
| | エクセルフロー AEF-07 | 0.7 | 52 | PS |
| 東レ・メディカル | ヘモフィール SNV | 0.8 | 53 | PS |
| | ヘモフィール CH-03W | 0.3 | 24 | PMMA |
| | ヘモフィール CH-06W | 0.6 | 47 | PMMA |
| ニプロ | シュアフィルター PUT-03 eco | 0.3 | 23 | PES |
| | シュアフィルター PUT-09 eco | 0.9 | 53 | PES |
| | UTフィルターS UT-01S eco | 0.1 | 10 | CTA |
| | UTフィルターS UT-03S eco | 0.3 | 25 | CTA |
| | UTフィルターS UT-05S eco | 0.5 | 40 | CTA |
| | UTフィルターS UT-07S eco | 0.7 | 50 | CTA |
| JMS | フロースター FS-04DP | 0.4 | 30 | PES |
| | フロースター FS-04DP | 0.8 | 45 | PES |
| バクスター | セプザイリス 60 | 0.6 | 47 | AN69ST |

明確に小児用として販売される製品は皆無に近いため膜面積 $1m^2$ 未満の製品を掲載.
PS: ポリスルホン, PMMA: ポリメチルメタクリレート, PES: ポリエーテルスルホン,
CTA: セルローストリアセテート, AN69ST: 1969年に開発されたアクリロニトリル膜を
表面処理（surface treatment）
文献1より引用

**表7　膜素材の特徴**

| PS | もっともポピュラーな膜．透水性が良い |
|---|---|
| PES | PS に似た化学構造をもち，PS に近い性質と考えて良い |
| CTA | 血小板数減少や閉塞リスクが比較的少ないとされる |

炎症性サイトカイン吸着をするとされる膜

| PMMA | 膜孔にサイトカインが物理的に詰まることによりサイトカインを除去するとされる |
|---|---|
| AN69ST | 陰性荷電を帯びており，サイトカインのアミノ基が陰性荷電であるためイオン結合する．抗凝固薬ナファモスタットも吸着され下流回路閉塞をしやすいためナファモスタット増量や血液浄化回路下流にナファモスタットを追加する施設もある |

略語は表6の注釈を参照．
文献1より引用

**参考文献**

1）小尾口邦彦．第9章 血液浄化．In：佐和貞治，小尾口邦彦，編．KPUM 小児 ICU マニュアル Version 8．永井書店；2023．p.367-88.
2）北山浩嗣，和田尚弘．小児 AKI と集中治療．日腎会誌．2015；57：321-38.
3）日本未熟児新生児学会 医療の標準化検討委員会 新生児血液浄化療法ガイドライン作成小委員会．体外循環による新生児急性血液浄化療法ガイドライン．日未熟児新生児会誌．2013；25：89-97.
4）相馬　泉，服部元史．小児急性血液浄化における抗凝固性と安全性から考える持続血液浄化用血液回路の要件．日急性血液浄化会誌．2011；2：66-70.
5）小尾口邦彦．こういうことだったのか!! CHDF．中外医学社；2018.
6）勝田　賢，幸村英文，河田耕太郎，他．新生児高アンモニア血症に対する急性血液浄化療法—至適条件の考察．日急性血液浄化会誌．2019；10：135-8.

# ECUM

## 筆者がよく受ける質問

CRRT に関する書籍を出してから，血液浄化療法に関して解説する機会をいただくことがあります．講義後，多くの質問をいただきます．

「講義内容以外の質問をしてよいでしょうか？」の後にある最多の質問は「ECUM（イーカム）とは何ですか？」です．筆者は，ECUM の質問があまりに多いのに驚きました．

さらに質問は，「**ECUM は除水だけをするので，血圧への影響が少ないと聞き**ます．体液過剰時，ICU においても ECUM を用いれば良いと思うのですが，どうでしょうか？」と続きます．

知名度は高いが意外に実態がよく知られない ECUM について考えてみましょう[1)]．

## ECUM とは

ECUM とは体外限外ろ過法 extracorporeal ultrafiltration method です．

HF は hemofiltration，CHF は continuous hemofiltration であり，これらもろ過法です．フィルターを通すのが filtration です．回路構成の違いは，補充液の有無だけです **図1**．

ECUM の解説において，限外ろ過 ultrafiltration（ウルトラ）であることが強調されるので，HF・CHF とは別ジャンルと思われがちです．HF・CHF も ultrafiltration です．限外ろ過は，「従来のろ過の限界を超えたすごいろ過」という意味であり，CRRT や IRRT に用いられるろ過はすべて ultrafiltration です．

詳しくは後に解説しますが，ECUM は，HF・CHF とほぼ同じ血液浄化療法です．

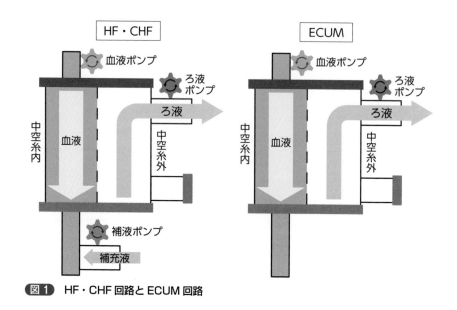

**図1** HF・CHF 回路と ECUM 回路

　筆者も若手であったころ，「ECUM は除水だけをする」と教えられたことがあります．

　なぜ，「除水だけをする」と表現されがちなのか考えてみましょう．

# なぜ，「ECUM は除水だけをする」と誤解されるのか？①

　心不全を管理するとき，「水だけ抜くことができれば良いのに」と誰もが思うのではないでしょうか．

　それでは，血液浄化療法を用いて，水だけを抜く方法にトライしてみましょう．

　我々が CRRT を構成する中空糸に用いる半透膜の膜孔は分子量 20,000～30,000 が上限です．IRRT においても基本的に変わりはありません．透析困難症を抱える維持血液透析患者に対してパフォーマンスが低い膜を採用することがあります．パフォーマンスの低さは $\beta_2$ ミクログロブリン（分子量 11,800）の透過率の低さなどで分類するのですが，それでも，かなり通します．

　「水だけを抜く」ためには，中空糸の膜孔径を，血液に含まれる小分子の最低分子量の物質以下に設定しなければなりません．水の分子量は 18 であり，Na$^+$

**JCOPY** 498-16662

であれば22なので，相当きわどい勝負です 図2.

水は通すが，Na$^+$は通さない膜孔径の中空糸を使って血液浄化をしたらどうなるでしょうか？

**HD・CHD** 拡散原理を用いた血液浄化は，小分子が飛び回る分子運動を利用します．しかし，それほどの小さな膜孔径であれば，膜孔を通って自由に飛び回ることはできません．分子量20,000〜30,000を通す膜孔径であれば，楽勝ですが，分子量18をかろうじて通す膜孔径の半透膜に，拡散原理は適用できません．

**HF・CHF** 血液をフィルターに押しつけて，一部を排出・廃棄するのがHF・CHFです．水は通すが，Na$^+$は通さない膜孔径の中空糸を通じて，水を排出するためには，1MPa程度の圧が必要です．1m$^2$に100トンをかける圧です‼ 血球成分は破壊され，あるいは血漿成分も変質するでしょう．

| | |
|---|---|
| アンモニア | 17 |
| Na | 22 |
| K | 39 |
| エタノール | 46 |
| 尿素 (BUN) | 60 |
| 乳酸 | 90 |
| クレアチニン | 113 |
| 尿酸 | 168 |
| ブドウ糖 | 180 |
| ビリルビン | 539 |

小／小分子量物質

**図2 小分子量物質**
ちなみに，アンモニアは水に溶けるとNH$_4^+$（分子量18）となり，形状も抵抗となるので，中空糸を用いた水質浄化法で除去される（ただしNa$^+$より除去効率はやや低い）．

## 水質浄化

「水は通すが，Na$^+$は通さない膜孔径の中空糸」と血液浄化は無縁ではありません．IRRT（主に維持血液透析）においては，透析液作成のための洗浄水が必要であり，水道水に対して，「水は通すが，Naは通さない膜孔径の中空糸」を用いて水質浄化します．また，日本は水源に恵まれた国ですが，海水を浄化せざるを得ない多くの国の水質浄化の主流は中空糸法です．血液浄化療法と，血液浄化療法のための水質浄化法が時として混乱して理解されているのかもしれません．

## 浸透圧とは・逆浸透とは 図3

まず浸透圧の復習です．図3 の●は浸透圧を形成するNa$^+$など小分子です．

水のみを通す膜をはさんで，片側に水のみ（左室），他方に小分子を含む液（右室）があるとき，左室⇒右室に水が移動します 図3b．左室の浸透圧がゼロであるのに対して，右室の浸透圧は高いので，左右の圧の平衡を保つために，浸透圧差をエネルギーとして水が移動します．浸透圧は単純に溶質の濃度（モル濃度）

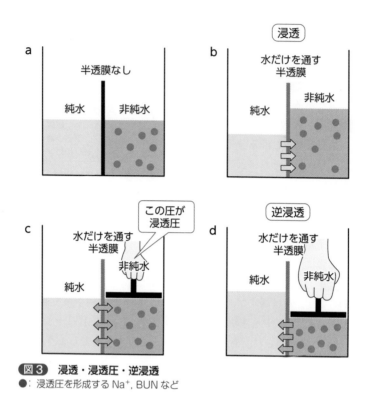

**図3** 浸透・浸透圧・逆浸透
●：浸透圧を形成する Na⁺, BUN など

のみに依存します（➡ p.78）.

　右室側に浸透圧差に相当する圧力をかければ水は移動しません **図3c**. 意外に知られていないのですが, この押しているグーのパワーこそが浸透圧です. そして, 浸透圧差を上回る圧力をかければ右室⇒左室へ水が移動します **図3d**. 右室が海水であれば, 電解質混じりの海水から淡水を分離できます. 濃い液へ水が流れるのが「浸透」であるのに対して, 逆方向に水が流れているので「逆浸透（reverse osmosis: RO）」と表現します. 透析液作成のための水浄化の重要なステップである RO 装置は逆浸透を行います.

　浸透圧・逆浸透などと難しく考えなくても, 水しか通さないフィルターに, 非純水を押しつけて, 水を作ります **図3d**. HF・CHF で聞いた話と似ていますね. 逆浸透で利用するのは, フィルターを通過したきれいな水です **図4a**. HF・CHF はフィルターを通過した成分を廃棄し, 利用するのはフィルターの通過を免れた血球成分を含めた残りのすべてです **図4b**. 原理は同じですが, 全

JCOPY 498-16662

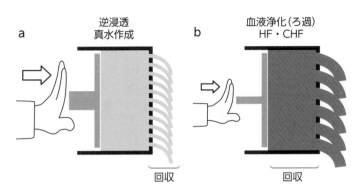

**図4　逆浸透と血液浄化（ろ過）の違い**

a) 逆浸透は極小の膜孔をもつ半透膜を利用する．非常に強い圧で押し膜孔を通過
   した液体（真水）を回収する．
b) 血液ろ過は，通常分子量 2〜3 万の物質を通す膜孔の半透膜を使用する．血液
   を半透膜に押しつけ，膜孔を通過した液体（排液）を破棄，残った成分を患者
   体内に戻す．

く違うことを理解してください．

## 筆者がまずいと思う血液ろ過の説明

### 浸透・逆浸透と血液ろ過は違う

多くのテキスト・HP において，HF・CHF などの血液ろ過の説明に，**図5**
が用いられます．筆者も血液浄化療法初心者のとき，この図をみて理解できるよ
うな理解できないような…でした．そもそも，血液ろ過において，排液は即廃棄
されるので，半透膜の片側（右側）に液があること自体わかりづらいです．

そして，**図5b** は，**図3d** に似ています．もちろん，似て非なるものですが，
初学者は混乱するばかりではないでしょうか．手前みそですが，筆者のところて
ん作成に似た説明 **図4b** のほうが，血液ろ過の説明を理解しやすいと考えてい
ます．

### 浸透・逆浸透と拡散は違う

**浸透・逆浸透**　**図6a**　あくまで，水のみがぎりぎり通る膜孔の中空糸を使い
ます．水以外の小分子が膜を乗り越えられないからこそ浸透圧が形成されます．
その浸透圧に逆らう圧をかけると逆浸透が生じるのも，水以外の小分子が膜を乗
り越えられないからです．

**拡散（透析）**　**図6b**　分子量 20,000〜30,000 までをターゲットにする膜孔
です．浸透・逆浸透に使う膜孔に比べると，ユルユルと言える状況です．もちろ

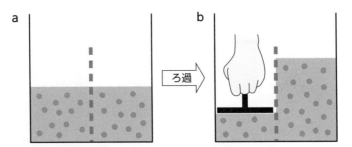

**図5** 最も用いられる血液ろ過の原理の説明図

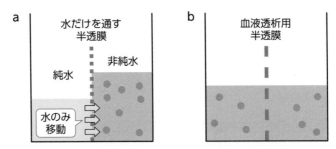

**図6** 水だけを通す半透膜と血液浄化用半透膜では物質移動が異なる
左槽に純水，右槽が電解質など小分子を含む非純水であるとき
a）水だけを通す半透膜であれば，水のみが左⇒右に移動する．
b）血液浄化用半透膜であれば，小分子は全体に均一に分布する．

ん，小分子が存在する空間において浸透圧はあります．しかし，半透膜越しに浸透圧差は生じません．

図5 で言えば，左右の浸透圧は全く同じです．よって，浸透（浸透圧を補正するための水のみの動き）が起こるわけがありません．

拡散は，あくまで半透膜があたかもないように，それぞれの小分子において，全体が同じ濃度となる現象

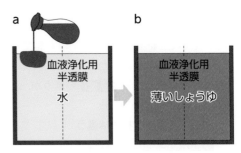

**図7** 血液浄化用半透膜であれば，小分子は全体が均一濃度となる
文献2より引用

と捉えましょう．「水を入れた容器にしょうゆを入れると，全体が均一の濃度となる」と同じです 図7．

JCOPY 498-16662

**水道水や海水から水だけを除く水浄化はあっても，血液から水だけを除く血液浄化はない**

　半透膜を用いた水浄化のすごさは，分子量 22 の $Na^+$ が通らず，分子量 18 の水が通る膜孔径により，水のみをフィルター越しに押し出すことです 　図 4a　. そして，分子量 18 の水がなんとか通る孔は，ウイルスよりもはるかに小さいです．よって，ろ過のために莫大な圧力が必要であり，0.75〜1.5MPa の圧が必要です．先にも書きましたが，1MPa は，$1m^2$ に 100 トンをかける圧です．血液浄化に使用できる圧ではありません．

# なぜ，「ECUM は除水だけをする」と誤解されるのか？②

## ECUM は血漿浸透圧に対して中立

　まず，HD によって，循環動態が不安定となる理由を復習しましょう 　図 8　.

　血漿浸透圧式は，小分子だけで構成されます．

　HD は小分子の除去能力に優れています．だからこそ，尿毒素という小分子の除去に向きます．中分子除去は，透析の長期合併症軽減に貢献しますが，当面の生命維持という観点からだけで考えれば，小分子除去で役割を果たせます．

　小分子を除去すると，血漿浸透圧は大幅に低下し，血管内と血管外の浸透圧差を補正するために，血管内の水分が血管外へ「浸透」し，血管内脱水⇒循環動態不安定となります．

　一方，ECUM はろ過原理です．半透膜孔を通る成分は一律に押し出され

$$血漿浸透圧 = 2Na^+ + 2K^+ + \frac{血糖値}{18} + \frac{BUN}{2.8}$$

浸透圧式は小分子で構成される

HD は小分子を大量に除去する

血漿浸透圧が大幅に低下する

間質液・細胞内液との浸透圧差ができる

浸透圧差を補正するために，血管内から間質・細胞内へ水分が移動

血管内脱水・循環動態不安定

　図 8　 **HD によって循環動態が不安定となるメカニズム**

ます．ところてんのイメージです 図9．フィ
ルターを通過できる成分は，「公平に」押し出
されます．水や小分子に加えて，分子量
20,000 程度までの物質は公平に押し出されま
す．ただし，血漿浸透圧は分子の数で勝負なの
で，数が少ない中分子は血漿浸透圧形成に関係
しません．例えば，炎症性サイトカイン IL-6
の単位は pg/mL です．p（ピコ）は 1 兆分の
1 です．ろ過において，水と小分子が「公平」
に押し出されるので，血漿浸透圧は変わりませ
ん．マヨネーズを押し出しても，容器内のマヨ
ネーズの濃さは変わらないのと同じです．

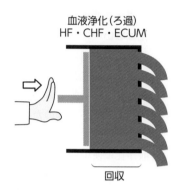

血液浄化（ろ過）
HF・CHF・ECUM

回収

**図9** 血液浄化・ろ過のイメージ

## ECUM は HD と相対的に考えると「水だけを抜く？」

　ECUM が用いられる 2 大シーンを思い浮かべると，「水だけを抜く」と表現
される意味がわかります．

### 透析困難症

　維持血液透析は通常 4 時間で行われ，ドライウェイト（DW）を目指します．
しかし，例えば 3 時間時点で血圧が不安定となると，HD の続行は難しくなりま
す．HD は小分子を大幅に除去するので，血漿浸透圧が低下し，血管外へさらに
水が移動するからです 図8．

　しかし，多くのケースにおいて血圧が不安定であっても，3 時間時点で体重が
DW を大幅に超過しています．前回の維持血液透析後，水分をとりすぎたこと
によるかもしれません．この水分過多のまま，維持血液透析患者を帰宅させると
次回の血液透析前に肺水腫・心不全となるかもしれません．

　そこで，残りの 1 時間，ECUM が行われます 図10 図11．ECUM であ
れば，血漿浸透圧に影響なく血管内のボリュームを減らします．HD よりはるか
に循環動態が安定します．

　小分子を大量に除去する HD に対して，膜孔を通り抜ける成分を一律に除去
する ECUM は，「老廃物の除去目的というより，血管内ボリュームの減少目的」
⇒「水だけを抜く」と表現されるのです．

　ただし，HD を 4 時間行うことには理由があります．しっかり老廃物（小分子）

JCOPY 498-16662

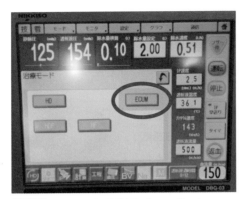

**図10** 日機装社透析装置ディスプレイ
透析装置において HD モードは簡単に ECUM モード
に切り替えることができる.

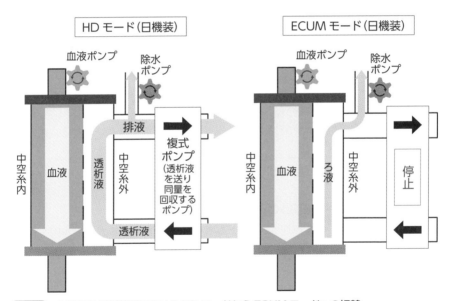

**図11** 日機装社透析装置における HD モードから ECUM モードへの切替
透析装置において HD モードは簡単に ECUM モードに切り替えることができる. ダイアライザーの変更は必要ない.

を除去し, あるいは, 中分子を少しでも減らし長期透析合併症の軽減をねらいます. よって, 維持血液透析の度に, 「血圧が不安定になったので最後の1時間は ECUM」とすると, 長期成績低下につながります. 「ECUM など邪道だ. ウチ

の施設ではやらない．血圧が下がるというなら，ゆっくり時間をかけて HD を
やれば良い」といったポリシーの施設もあります．

### 人工心肺を用いた心臓や大血管手術

心臓手術に用いる人工心肺は開始
前，通常，晶質液で回路を満たしま
す（プライミング）．人工心肺運転
中，さらに水分（心筋保護液など）
が血液に入り，大きく血液は希釈し
ます．しゃばしゃばの血液で人工心
肺から離脱するわけにはいきませ
ん．人工心肺から離脱する前に人工

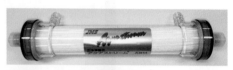

**図12　人工心肺装置に装着し ECUM を行う
ための血液濃縮器**
短時間の血液濃縮のためであり，パッケージはやや小
さい．
アクアストリーム AS(JMS)

心肺のリザーバータンクの血液に対し ECUM を使用します．ろ過原理により，
分子量 20,000〜30,000 程度以下の物質は除去されますが，血球成分は除去さ
れません．よって，赤血球などの血球成分は濃縮します．この目的の人工心肺用
血液濃縮器が発売されており，それを使用します **図12**．ただし，通常のダイ
アライザー・ヘモフィルターでも同じ役割を果たせます．

水分の量の調整のために，ECUM が使用されました．「水引きのために
ECUM」⇒「ECUM は水だけを抜く」と表現されるのではないでしょうか．

## ECUM のパフォーマンス

### ICU で ECUM モードを使うのか？

CRRT 機器の多くは ECUM モードももちます．旭化成メディカルの CRRT
機器（ACH-Σシリーズ）においては，SCUF (slow continuous ultrafiltration)
名称です．

ECUM と CHF の構造の違いは，補充液の有無だけです **図1**．血液浄化療
法のエンジンはヘモフィルターです．ヘモフィルターの半透膜の膜孔を通じてろ
過をする構図は，両者全く同じです．よって，ECUM と CHF は全く同じパ
フォーマンスです **図13**．

ただし，運用において若干の違いがあります．除水量 300mL/時を目指すと
します．

JCOPY 498-16662

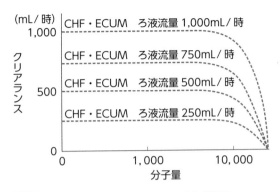

**図13** CHF・ECUM のクリアランスのグラフ

ECUM の設定　ろ液流量 300mL/時
CHF の設定例　ろ液流量 400mL/時・補充液流量 100mL/時，ろ液流量 500mL/時・補 充 液 流 量 200mL/時，ろ 液 流 量 600mL/時・補 充 液 流 量 300mL/時

- 少しでも血液浄化をしたいなら⇒同じ除水量であれば，CHF のほうがろ液流量を高く設定します．血液浄化のレベルが上がることとなります．CHF においては，補充液が加えられます．補充液は多量の $HCO_3^-$ を含みます（➡ p.82）．患者に代謝性アシドーシスがあるなら，CHF において補正効果が得られます．血漿浸透圧に対しては，ECUM・CHF ともにほぼ中立です．
- 水引きだけをしたいのなら⇒ECUM を選択することになります．ただし，ICU において，「水引きだけをしたい」需要はそれほどないのではないでしょうか．多くの患者は，「少しでも血液浄化をしてもらえるならありがたい」状態です．

よって，筆者は，ICU において，CRRT モードの代わりにあえて ECUM モードを選択する必要性はないと考えています．

**引用文献**
1）小尾口邦彦．ER・ICU 診療を深める 2 リアル血液浄化 Ver.2．中外医学社；2020．
2）小尾口邦彦．こういうことだったのか!! CHDF．中外医学社；2018．

# PE

## PE とは[1]

　血液から血漿分離膜を利用して，血漿成分を廃棄する治療を血漿交換（plasma exchange: PE）とよびます．遠心分離を利用する方法もあります．

　包括する概念としてプラズマフェレシス（plsamapheresis）があります．apheresis はギリシア語の「分離」を語源とします．もともとは，血漿の廃棄が前提だったのですが，分離した血漿から高分子，中分子を分離し血漿を戻す治療法，リンパ球・顆粒球を吸着技術によって除去する治療法などが開発され，plsamapheresis は必ずしも血漿の廃棄を意味しなくなりました．

　回路が複雑な二重ろ過血漿交換（double filtration plasmapheresis: DFPP）については，本章の最後で紹介します．以後の解説は基本的に単純な PE についてです．

　PE における血漿分離器はカラムとよばれます．

## PE と HF・CHF の比較 図1 表1

　PE と HF・CHF の回路の基本構造は同じです．PE は半透膜孔を大きくし，血漿成分を"捨てる"治療です．

　PE 用血漿分離器（カラム）は，プラズマフロー®（旭化成メディカル），サルフラックス®FP（カネカメディックス，プラズマフローの OEM），プリズマフレックス®PE セット（バクスター）があります．

　ターゲットとする物質の分子量 　プラズマフローであれば膜面積の違いにより 3 種類ありますが，膜孔径は同一であり分子量 100 万弱です．他社も同じです．アルブミン（分子量 67,000），IgG（分子量 15 万），フィブリノゲン（分子量 34 万）はおろか，IgM（分子量 90 万）まで除去されます．むしろ IgM 除

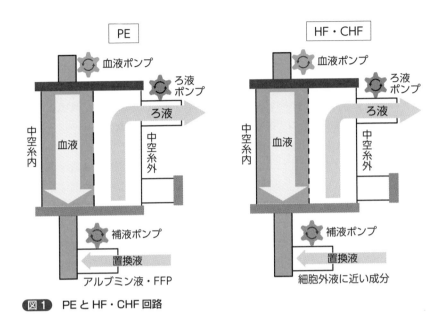

**図1** PE と HF・CHF 回路

**表1** PE と HF・CHF の比較

| | PE | HF・CHF |
|---|---|---|
| ターゲットとする物質の分子量 | 100 万未満 | 30,000 程度まで |
| 物質除去原理 | ろ過 | ろ過，吸着 |
| 補充液 | アルブミンを含む細胞外液，FFP | ろ過液，透析液など |
| 施行時間 | 数時間 | CHF ならば長時間 |
| ろ過率 | 30％程度まで | 20％程度が上限 |
| カルシウムの補充 | FFP を用いたとき必要 | 通常不要 |
| 感染リスク | あり | なし |
| アレルギー反応 | FFP を用いたときリスクあり | 少ない |

去をねらって，このような膜孔径に設定されました．

**補充液（置換液）** PE（ろ過原理）において，分子量 100 万以下の物質を大量に失います．よって，膠質浸透圧（血漿タンパク質による浸透圧）を保つために，アルブミンか新鮮凍結血漿（FFP）の補充は必須です．

**ろ過率** HF・CHF は，血漿成分がろ過原理によって膜孔を閉塞するため，

ヘモフィルターの閉塞は珍しくありません．PE で用いる半透膜の膜孔径は非常に大きく，血漿成分による閉塞リスクが減るので，ろ過率を高く設定できます．

**カルシウムの補充**　FFP を補充液として用いたとき，FFP に含まれるクエン酸とカルシウムがキレート結合し，低カルシウム血症となります．PE における FFP の使用量は非常に多いので，カルシウムの補充は必須です．置換液として FFP を 40 単位程度使うのであれば，グルコン酸カルシウム（カルチコール）を計 40～50mL（10～15mL/時程度）使用するのが一般的です．

**マグネシウム**　小児への PE においては低マグネシウム血症にも注意します．

**感染リスク**　アルブミン製剤による感染リスクやアレルギー反応は非常に低いです．ただし，ヒトパルボウイルス B19 除去は技術的に難しくスクリーニングなどによりチェックはされるものの可能性は残ります．伝染性紅斑の原因ウイルスですが，妊婦の初感染⇒胎児水腫・胎児死亡があり得ます．胎児ウイルス感染の最大原因はヒトパルボウイルスです．可能性は低いものの，妙齢の女性，妊婦に対するアルブミン投与は注意が必要であることを押さえたいです．

　日本赤十字社は相当なレベルで FFP など血液製剤の感染症検査をしています．また，FFP の有効期間は採血後 1 年間ですが，採取されてから半年間出荷されません．その間に遡及調査が行われ感染リスクが高いと判断されると出荷を止めるためです．とは言うものの，感染リスクはほぼゼロのアルブミンと比較すると，はるかに高い感染リスクがあります．

**アレルギー反応**　PE の FFP の使用量は多いです．アレルギー反応（ショック，蕁麻疹など）はかなり経験します．

# PE の実際・置換量の設定

　PE における頻出ワードとして PV があります．PV（plasma volume）は，循環血漿量なのですが，1 PV，1.5 PV といった具合に単位としても使われます．

## ① 循環血漿量の決定

$$循環血漿量＝体重（kg）/13×（1－Ht/100）$$

で表されます．計算は難しくありません．早見表 **図2** を使うと楽です．体重 50kg，ヘマトクリット値（Ht）40％であれば，循環血漿量 2,300mL です．

## ② 置換液量（補充液量）の決定

　PE は数時間かけて血漿の一部を体外に捨て，同量の置換液（補充液量）を入

JCOPY 498-16662

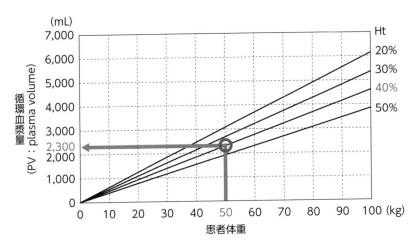

**図2** 体重⇒循環血漿量早見表
文献2,3より改変

れます．せっかく注入した置換液の一部は脱血され PE のカラムを通るときその一部が捨てられ…のプロセスが繰り返されます．よって「循環血漿量2,300mLだから，置換液量を2,300mLとすると，循環血漿は100%置換される」とはなりません．

置換液流量の設定において，必ず引用される有名な早見表があります **図3**．

循環血漿量2,300mLであるとき，置換液量を3,000mLと設定すると，循環血漿量の70%を洗ったことになります（除去率70%）．

**表2** を目安としてもよいです．

1 PV で65%除去できますが，2 PV で87%と PV を増やしても，効率はそれほど向上しないことに注意してください．

### ③ How much PV for PE?

それでは，適切な置換液量はどれぐらいなのでしょうか？ PV を単位とし，「何 PV としますか？」と問われます．

PE の対象疾患として，自己免疫疾患があります．IgG や IgM が「取り除きたい物質」です．

疾患の原因が IgM であれば，多くが血管内にあるので PE の効果は著しく，PE の施行回数もそれほど必要としません **図4a**．

疾患の原因が IgG であれば，血管内にあるのは40%であり，PE の1回あた

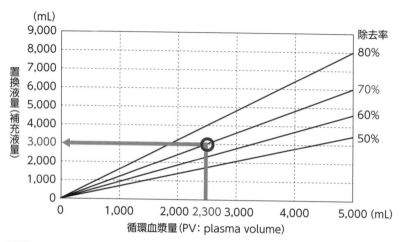

**図3** 循環血漿量⇒置換液量早見表
文献2,3より改変

りの効果は限定的で，回数で勝負しなければなりません．

残念ながら？ 自己抗体が関連する疾患の大半はIgGを原因とし〔例：重症筋無力症，慢性炎症性脱髄性多発根神経炎（CIDP）など〕，あるいはIgG+IgM（多発性硬化症，ギランバレー症候群など）を原因とします．

IgGを例とするとわかりやすいですが，PEで毒性物質を取り除きたい多くの疾患において，毒性物質の多くは血管外にあります．

よって，PEは1回あたりの量より，回数を重視して施行されます．

1回あたり，1〜1.5 PVに設定します．血液製剤の使用指針（改訂版）[5] にも，「1回の交換量は，循環血漿量の等量ないし1.5倍量を基準とする」とあります．

**表2** PEによる物質交換効率

| 1PV ≒ 65％除去 |
| 1.5PV = 70％除去 |
| 2PV = 87％除去 |
| 3PV = 95％除去 |

PV: plasma volume 血漿量
文献4を参考

---

**こんな会話をするとカッコイイ**
**医師**「置換量は1.5 PVにしようか．1回あたりの置換量を増やしてもあまり変わらないし，回数で稼ぎましょう．」
**担当臨床工学技士**「この主治医，かなりPEに詳しいに違いない…」

> IgM　分子量 900,000 程度
> 　　80％が血管内にある（PE により効率良く取り除かれる）
>
> IgG　分子量 150,000 程度
> 　　血管内（40％）と組織内の両方にある（PE による除去効率は低い. 血漿交換
> 　　から 24～48 時間後に血漿に再分布する）

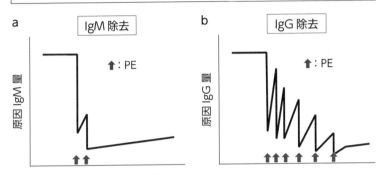

a　IgM 除去　　　　b　IgG 除去

**図4**　PE による IgM と IgG 除去のイメージ
文献 4 より引用

## ④ アルブミン置換 or FFP 置換

> ギランバレー症候群，急性重症筋無力症など凝固因子の補充を必要としない
> 症例では，置換液として等張アルブミン製剤を使用する．アルブミン製剤の
> 使用は，肝炎発症などの輸血副作用の危険がほとんどなく，新鮮凍結血漿を
> 使用することと比較してより安全である．
> 　　　　　　　　　　　　　　　血液製剤の使用指針（改訂版）[5] より引用

**アルブミン**　有害物質除去が目的であり，凝固因子・ADAMTS13 補充の必
要がないとき選択します.

**FFP**　凝固因子や ADAMTS13 補充目的があるとき使用します. 凝固因子の
補充が必要ない病態であっても，PE は患者の凝固因子を大量に除去するため，
アルブミン置換であると相対的に出血傾向となるケースがあり FFP を選択する
場合があります.

　一般論として，止血能を維持するためにフィブリノゲン＞100～150mg/dL
が近年重視されます. フィブリノゲンの枯渇は早いことも関係します. 活動性出
血を管理するとき，血小板数とフィブリノゲンの両方を重視しなければなりませ
ん.

**PE 後の低フィブリノゲン血症**

PE はフィブリノゲン（分子量 34 万）も捨てる治療です．1 回あたりの PE によるフィブリノゲン減少率は 64%，DFPP は 75％であったとする報告[6] もあります．アルブミン置換による PE 直後採血すると，フィブリノゲン 60mg/dL といった値であることは少なくありません．肝障害や活動性出血がなければ，大半の患者は翌日には 200～300mg/dL に回復します．しかし，以前に比してフィブリノゲン>100～150mg/dL へ関心が割かれるようになったためか，「この患者は部分的でも FFP 置換を行うべきではないでしょうか？」と提案されることが増えました．

筆者は，「止血においては，一次止血（血小板）と二次止血（フィブリノゲンがフィブリンとなり一次止血部位を覆う）の両方が大切．血小板数が少ないのであれば，FFP 置換あるいは補充が必要であろう．しかし，血小板数が全く問題なく出血傾向もなく短時間でフィブリノゲンが回復するであろう患者であるのに，FFP 置換は必要かな？」と答えます．

ただし，短期間に行われた 3～4 回目以後の PE においては FFP を使用せざるを得ないことはあります．

⑤ **PE 装置の設定**

- 膜型血漿分離器　単純血漿交換において，膜孔径の選択余地はありません．膜面積の違いだけです．最大膜面積の製品（プラズマフロー ®OP-08D，膜面積 0.8m²）があるのですが，OP-05D（膜面積 0.5m²）が一般的に選択されます．おそらく違いはありません．

- 血漿交換率（ろ過率）　成書によってはろ過率 30％と書かれるときもありますが，20％程度が現実的と考えます．

- 施行時間　置換液量・血液流量・ろ過率から結果として決まります．
  例）置換液量 3,600mL，血液流量 100mL/分（6,000mL/時），血漿交換率（ろ過率）20％
  　　ろ液流量＝血液流量×20％＝1,200mL/時
  　　施行時間＝置換液量÷ろ液流量＝3,600÷1,200＝3 時間

- 抗凝固薬選択　ナファモスタット or ヘパリン．日本ではナファモスタットが多いのではないでしょうか．

JCOPY 498-16662

## ⑥ 置換液種類・ナトリウム濃度など

### アルブミン

> 血中アルブミン濃度が低い場合には，等張アルブミンによる置換は，肺水腫
> 等を生じる可能性が有るので，置換液のアルブミン濃度を調節する等の注意
> が必要である.
>
> 血液製剤の使用指針（改訂版）[5] より引用

- 製剤の選択　5％，20％，25％製剤があります **表3**. 血液製剤の指針（改訂版）[5] には，「置換液として等張アルブミン製剤を使用する」とあります. 等張アルブミン製剤とは5％製剤です.「膠質浸透圧を保つためには，通常は，等張アルブミンもしくは高張アルブミンを電解質液に希釈して置換液として用いる」ともあります. 近年，置換液作成において，必ずしも5％製剤にこだわらないのが一般的です. 血中アルブミン濃度を考慮し（患者の現状の血中アルブミン濃度に近いように），生理食塩水や細胞外液などで希釈します. Cl の害が報告される今，筆者なら細胞外液を使用します. ただし，Na 濃度がやや低いため 10％NaCl を用いて補正します.

- 日本血液製剤機構 HP にアルブミンシミュレーター（https://www.jbpo.or.jp/med/di/tool/alb/）があります. 患者体重，Ht，アルブミン，除去率などを入力することによりアルブミン製剤・細胞外液・10％NaCl の組み合わせによるアルブミン置換液作成プランが提示されます. 便利です. ただし，同機構の 25％製剤の使用・1 PV を想定しており，1.5 PV を目指すとき，表示量の 1.5 倍とします.

- ナトリウム（Na）負荷　Na と塩素濃度は外箱に表示されています **図5**. 希釈されず投与される機会が多い5％アルブミン製剤は生理食塩水並（154mEq/L）の Na 濃度です. 低アルブミン血症の補正にアルブミンを 1〜2 V 使用するとき，アルブミン製剤中の Na 量など気にする必要はありません. しかし，PE は血漿を根こそぎ交換するハードな治療です. アルブミン製剤の使用量も桁違いです. 高 Na 血症患者への PE であれば，さらに Na が補充されることになり注意が必要です. 逆に重度低 Na 血症においては Na が急速補正されるため浸透圧性脱髄症候群を合併し得ます.

### FFP

- 製剤の選択　3種類の FFP 製剤があります **表4**. 基本的に FFP-LR480 を使用します. 手間を減らす意味もありますが，献血ドナー数を減らし，感

表3　アルブミン製剤の Na・Cl 濃度の例

| 製剤名 | Na⁺ | Cl⁻ | 製剤名 | Na⁺ | Cl⁻ |
|---|---|---|---|---|---|
| 献血アルブミン 5％静注「JB」 | 151.2 | 136.1 | 献血アルブミン 25％静注「ベネシス」 | 126.2 | 61.6 |
| 献血アルブミン 20％静注「JB」 | 90 | 31 | 赤十字アルブミン 25％静注 | 96 | 22 |

各製剤のインタビューフォームより引用．3 ロットの平均値，単位 mEq/L.

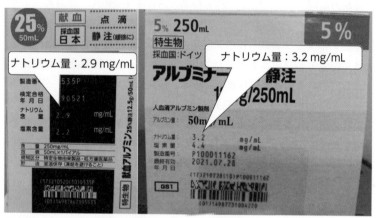

**図5　アルブミン製剤に表示される Na・Cl 濃度**
1g＝43.5mEq

**表4　各種 FFP 製剤**

| 略号 | 単位数 | 容量 | Na 含有量* | 製造方法 |
|---|---|---|---|---|
| FFP-LR120 | 1 | 120mL | 19mEq（158mEq/L） | 全血を採血し，赤血球製剤と血漿製剤に分離． |
| FFP-LR240 | 2 | 240mL | 38mEq（158mEq/L） | |
| FFP-LR480 | 4 | 480mL | 71mEq（148mEq/L） | アフェレシスにより製造．採血した血液のうち，血漿成分を分離し赤血球成分は返血． |

＊120・240 は保存液として CPD，480 は ACD-A を使用する．それらに含まれる Na 濃度が異なる．

染リスクを減らすためです．

- Na 負荷　FFP のナトリウム濃度は生理食塩水（154mEq/L）並であることを知らなければなりません．

# 二重ろ過血漿交換（DFPP）

通常の血漿分離器（プラズマフロー®，旭化成メディカル）で血漿を分離した後，血漿成分分離器（カスケードフロー®，旭化成メディカル）を用いてさらにろ過をし，ろ液成分を患者体内に戻します **図6**.

簡単に表現すると，分子量100万以下の血管内成分を全部捨てるのがPEですが，例えば取り除きたい物質の分子量が20万だとすると，分子量66,000のアルブミンといった物質も除去され「もったいない」です．そこで，ターゲットの分子量20万未満の物質は通過できる程度に網の目を細かくしたフィルターに，最初のPEの排液を通過させ，その「排液」を血液に戻すのがDFPPです．患者自身のアルブミンなどの節約が期待できます．

カスケードフローは膜孔の大きさにより4種類あり，IgG（分子量15万）の除去率であれば，20%（EC-50W）・45%（40W）・70%（30W）・85%（20W）と異なります（概数）．商品名の20Wといった記載は，膜孔径を表現し，小さいほど除去率が高いです．プラズマフローが分子量100万弱まで一律に除去するのに対して，カスケードフローのIgG（分子量15万）除去率20%の製品（EC-50W）であれば，分子量10万で15%，分子量30万で60%，分子量90万で90%強と，分子量によって除去率が上昇します．

DFPPのメリットは，アルブミン（分子量66,000）は除去されづらく，置換液の量を1/3〜1/5に減らせます．カスケードフローの4種類のどれを選択するかで，IgGやフィブリノゲン（分子量34万）の除去率は変わります．IgM（分子量90万）は，どのカスケードフローを選択しても90%以上除去されます．

PEによって大胆に分子量100万近い血漿成分を取り除いた後，その血漿成分のうちの分子量30万程度以下の物質を部分的に回収するのがDFPPです．分子量が低いほど回収率は上がりアルブミンは相当回収されます．特定の物質（特定の分子量）除去目的ではなく，さまざまな分子量の物質の除去を目指すのであれば（例：劇症肝炎・肝性脳症，サイトカインストーム），DFPPは不適です．一方，標的物質が明確で，分子量が10〜30万程度以上とはっきりしているなら，DFPPに向きます（と考えられ開発されました）．よって，DFPPは選択的血漿交換（selective PE: SePE）とよばれることがあります．血漿タンパクが捨てられるため，等張からやや低張であるFFPを使用することはできず，**DFPPはアルブミン置換が原則です**．FFPの合併症であるアレルギー反応が減ることもメリットです．

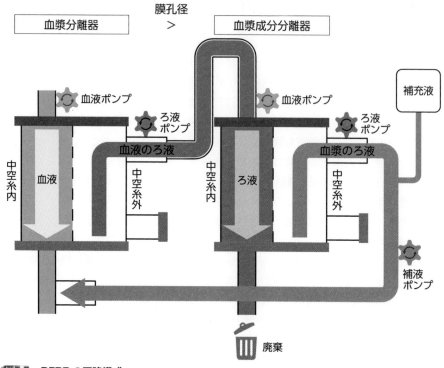

血漿分離器　　　　膜孔径　　　　血漿成分分離器
　　　　　　　　　＞

血液ポンプ　　　　　　　　　血液ポンプ　　　　補充液

ろ液
ポンプ　　　　　　　　　　　ろ液
　　　　　　　　　　　　　　ポンプ

血液のろ液　　　　　　　　　血漿のろ液

中空糸内　血液　　中空糸外　　中空糸内　ろ液　　中空糸外

　　　　　　　　　　　　　　　　　　　　　　　補液
　　　　　　　　　　　　　　　　　　　　　　　ポンプ

廃棄

**図6** DFPP の回路構成

　DFPP は複雑な構造であることや体外循環時間が長くなるため，抗凝固薬管理が重要です．

　DFPP は有用な物質をある程度残すということは，標的物質も残ることを意味します．PE（単純 PE）に比して「中途半端な除去」と捉える考えもあります．アルブミンと同じ程度の大きさの物質も除去困難です．

　DFPP の評価が難しいのは，日本において 1980 年代に開発され，1990 年代に多くの報告がなされましたが，ほぼすべてが観察研究であることです [7]．1990 年代は，CRRT やエンドトキシン吸着器の登場など血液浄化療法が熱を帯びた時代であり，その中に，単純 PE や DFPP もありました．近年，中国からDFPP の報告 [8] があり，カスケードフローが使用されています．

　例えば，天疱瘡診療ガイドライン [9] の「血漿交換療法は天疱瘡治療に有用か」という問いに対して，推奨度 B が示されました．推奨文において，血漿交換方

法として「現在では DFPP が主流である」という記載があり推奨されますが，1980～1990 年代の文献（観察研究）を根拠としています．単純 PE ではなくあえて DFPP を選択する根拠としては非常に弱いのではないでしょうか．

　国内で DFPP の使用が最も確立しているのは，ABO 血液型不適合腎移植です[7)]．手術前に数回の DFPP を行うことにより，抗 ABO 抗体価を減少させます．

# PE について調べたいとき

　多くの施設において，急性期疾患に対しての PE は年に数症例しかない，逆に言えば数症例必ずある治療ではないでしょうか．PE に関するテキストはそれほど多くなく，一方で，PE の回数の保険制限などチェックしなければならないことがあります．

　歴史的にも規模的にも PE 関連企業において，旭化成メディカルの存在感が強いです．疑問がある場合は，同社に質問しましょう．また同社の資料「This is plasmapheresis」[3)] は役立ちます．「This is CRRT」[10)] もあります．

　日本アフェレシス学会HP[11)] に，疾患別のガイドラインがあり役立ちます．ただし，血液浄化療法に熱意がある医療者で構成される学会であるので，基本的に血液浄化療法を推奨する姿勢であることは理解したうえで，目を通してはいかがでしょうか．

**参考文献**
1) 小尾口邦彦. ER・ICU 診療を深める 2 リアル血液浄化 Ver.2. 中外医学社；2020.
2) 江口 圭. 置換液の使用方法と至適濃度設定法. 日本アフェレシス学会雑誌. 2007; 26: 36-47.
3) 旭化成メディカル. This is plasmapheresis 血漿交換療法について（概要・原理編）. http://www.asahi-kasei.co.jp/medical/pdf/apheresis/plasmapheresis_document_01.pdf（最終閲覧 2023 年 10 月 9 日）
4) Kiss JE. Therapeutic plasma exchange in critical care medicine. In: Kellum JA, et al, editors. Continuous Renal Replacement Therapy (Pittsburgh Critical Care Medicine) 2nd ed. Oxford University Press; 2016. p.179-86.
5) 厚生労働省医薬食品局血液対策課. 血液製剤の使用指針（改訂版）. 平成 17 年 9 月. https://www.mhlw.go.jp/new-info/kobetu/iyaku/kenketsugo/5tekisei3b.html（最終閲覧 2023 年 10 月 9 日）
6) 大久保 淳, 倉島直樹, 前田卓馬, 他. アルブミン溶液を用いた血漿交換療法（PE）と二重濾過膜血漿交換療法（DFPP）の溶質除去について. 日急性血浄化会誌. 2014; 5: 45-

50.

7) Hirano R, Namazuda K, Hirata N. Double filtration plasmapheresis: review of current clinical applications. Ther Apher Dial. 2021; 25: 145-51.

8) Zhang YY, Tang Z, Chen DM, et al. Comparison of double filtration plasmapheresis with immunoadsorption therapy in patients with anti-glomerular basement membrane nephritis. BMC Nephrol. 2014; 15: 128.

9) 天疱瘡診療ガイドライン作成委員会. 天疱瘡診療ガイドライン. 日皮会誌. 2010; 120: 1443-60.

10) 旭化成メディカル. This is CRRT 持続緩徐式血液濾過について. https://www.asahi-kasei.co.jp/medical/pdf/apheresis/CRRT_document.pdf (最終閲覧 2023 年 10 月 9 日)

11) 日本アフェレシス学会. 日本アフェレシス学会 診療ガイドライン 2021. https://www.apheresis-jp.org/136492.html (最終閲覧 2023 年 10 月 19 日)

# PE のエビデンスや健康保険適用がある ＝PE 施行ではない

## 4 種の免疫調整療法 表1

　　自己免疫疾患に対しては，免疫調整療法（免疫療法）で治療することになります．4 種の免疫療法がありま
す．ステロイドは，多くにおいて，ファーストラインです．しかし，そうではない疾患もあります．また，免疫
抑制薬としてシクロホスファミド（エンドキサン®）やタクロリムス（プログラフ®）が使用されることがあります．

**表1　免疫調整療法**

- 副腎皮質ステロイド
- IVIG
- 血漿交換
- 抗体療法（分子標的薬）

　　以後，PE が非常に有効と語られてきた，ギラン・バレー症候群，血球貪食症
候群，血栓性血小板減少性紫斑病を例に取り，PE の位置づけを考えます．

## PE の推奨度が高い疾患 表2

　　PE の推奨度が高い疾患は少なくありません．多くは，自己抗体が原因です．
血漿交換は，自己抗体を取り除くという意味において合目的です．

## ギラン・バレー症候群の治療

　　ギラン・バレー症候群は，表2 において，推奨 I（A）です[1]．「PE をやら
ない理由はない」と感じないでしょうか．

　　1980 年代，ギラン・バレー症候群の治療法として PE の有効性が RCT にお
いて示され，スタンダード治療となりました[2]．その後，1990 年代に IVIG
（intravenous immunoglobulin: 免疫グロブリン大量静注療法）も PE と同等
の有効性があることが RCT によって示されました[2]．PE に比して IVIG は簡
便であり安全性が高いことから，ギラン・バレー症候群に対して IVIG を第一選

**表2** エビデンスに基づいた PE の推奨度が高い疾患

| 分野 | 疾患名 | 推奨 |
|---|---|---|
| 血液疾患 | • 単クローン性高ガンマグロブリン血症に伴う hyperviscosity syndrome | I (B) |
| | • Myeloma cast nephropathy | II (B) |
| | • 血栓性血小板減少性紫斑病（TTP） | I (A) |
| | • Anti-factor H 抗体による補体介在血栓性微小血管症（TMA） | I (C) |
| | • 薬剤関連 TMA（ticlopidine: パナルジン®） | I (B) |
| 臓器移植<br>（1 臓器） | • 生体ドナーからの肝臓移植・腎臓移植における ABO 不一致時の脱感作 | I (B) |
| | • 心臓移植・腎臓移植における HLA 不一致時の脱感作 | I (B) |
| | • 腎臓移植における抗体関連型拒絶 | I (B) |
| 造血幹細胞移植 | • ABO 型不適合 | II (B) |
| 神経疾患 | • 急性炎症性脱髄性多発根ニューロパチー（AIDP）/ ギラン・バレー症候群 | I (A) / (A) * |
| | • 慢性炎症性脱髄性多発根ニューロパチー（CIDP） | I (B) / (A) * |
| | • 重症筋無力症 | I (B) / (U) * |
| | • パラプロテイン血症を伴うニューロパチー（IgG/IgA） | I (B) / (B) * |
| | • ナタリズマブ関連進行性多巣性白質脳症 | I (C) |
| | • 再発寛解型多発性硬化症 | II (B) / (B) * |
| | • 視神経脊髄炎 | II (B) / (C) * |
| 腎臓疾患 | • 抗糸球体基底膜腎炎（グッドパスチャー症候群）<br>　・透析回避 | I (B) |
| | 　・びまん性肺胞出血 | I (C) |
| | • ANCA 関連急速進行性糸球体腎炎<br>　・透析回避 | I (A) |
| | 　・びまん性肺胞出血 | I (C) |
| | • 巣状分節性糸球体硬化症（移植腎） | I (B) |
| | • クリオグロブリン血症 | II (A) |
| 血管炎 | • 劇症型抗リン脂質抗体症候群（CAPS） | II (C) |
| | • 重篤な全身性エリテマトーデス（SLE） | II (C) |
| | • B 型肝炎ウイルス感染による結節性多発動脈炎 | II (C) |

文献 1 より引用

*アメリカアフェレシス学会とアメリカ神経学アカデミーの推奨

レベル A: high-quality evidence, レベル B: good evidence, レベル C: low-quality evidence, レベル U: insufficient evidence

TTP: thrombotic thrombocytopenic purpura, TMA: thrombotic microangiopathy, AIDP: acute inflammatory demyelinating polyneuropathy, CIDP: chronic inflammatory demyelinating polyneuropathy, CAPS: catastrophic antiphospholipid syndrome, SLE: systemic lupus erythematosus

JCOPY 498-16662

択とするのが一般的となりました．IVIG であれば，点滴で投与するだけなので脳神経内科病棟で完結しますが，PE であれば ICU か血液浄化センター（透析室）に担当医は依頼しなければなりません．血液浄化用カテーテル留置も必要であり，侵襲的です．

また，ギラン・バレー症候群はステロイドが無効な疾患です．

> ギラン・バレー症候群（急性増悪期で歩行困難な重症例）：通常，1 日に人免疫グロブリン G として 400mg（8mL）/kg 体重を 5 日間連日点滴静注する．
> 献血ヴェノグロブリン®IH 5％（日本血液製剤機構）添付文書より引用

## IVIG の作用機序 [3, 4]

PE を考えるうえで，PE のライバルと言える，IVIG について知らなければなりません．

自己抗体が関連する疾患の大半は IgG を原因とします 図1．IgG を体外から超大量投与すると，疾患原因 IgG と競合的拮抗をし，有益な作用を発揮するというのがもともとの発想です．現在，複数の機序が考えられています．免疫抑制，活性化の両面があります．IVIG 以外の免疫調整

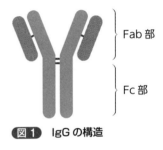

**図1** IgG の構造

療法 表1 はすべて免疫抑制方向であり，唯一，免疫強化をもつ面があることにも特徴があり，この点においても安全性の高さにつながります．

- 細胞表面に Fc 受容体があります．免疫グロブリンの Fc 部位を認識する部分です．マクロファージ表面にある Fc 受容体を飽和することにより，自己抗体による攻撃を抑えると考えられます．
- 自己抗体のイディオタイプを認識して新たに抗イディオタイプ抗体が産生されます．抗イディオタイプ抗体により自己抗体を抑制的に制御すると考えられます．
- B 細胞による抗体産生の抑制
- サイトカインの産生抑制
- 補体の抑制
- T 細胞の活性化
- 自己抗体の異化亢進作用

**表3** IVIGの副作用・対処法

| 治療経過と副作用 | 対処法・予後 |
|---|---|
| 治療開始時（30分以内）に認められるもの<br>　頭痛，悪寒，筋肉痛，胸部苦悶感<br>　全身倦怠感，発熱，悪心 | 点滴速度を遅くすることで対応<br>1〜2日で消失する |
| 治療中，治療後に認められるもの<br>　無菌性髄膜炎<br>　皮疹（汗疱）<br>　尿細管壊死<br>　血栓塞栓症（脳，肺）<br>　低Na血症<br>　顆粒球減少症 | <br>数日で回復<br>1カ月ほど持続し，その後に消失<br>高齢者，糖尿病，腎機能障害患者では注意<br>糖尿病，脂質代謝異常症で注意<br><br>偽性好中球低下もある |

文献2より改変

## IVIGの副作用 表3

　「初日の投与開始から1時間は0.01mL/kg/分で投与し，副作用等の異常所見が認められなければ，徐々に投与速度を上げてもよい．ただし，0.03mL/kg/分を超えないこと．2日目以降は，前日に耐容した速度で投与する．（献血グロベニン®添付文書より引用）」と投与開始のスピードを落とすことにより副作用が減るとされます．IVIG大量投与により血液の粘稠度が上昇し血栓塞栓症が2%に発生するとされますが，スピードを落とすことで予防されます．

　IVIGの合併症の頻度はPEより低いとされます．

## ギラン・バレー症候群に対してIVIGとPEのどちらで攻める？

　ギラン・バレー症候群に対してIVIGとPEの両方が高いレベルのエビデンスがあるのであれば，IVIGとPEを併用すれば良いのではと考えがちではないでしょうか．日本神経学会ガイドライン「ギラン・バレー症候群，フィッシャー症候群診療ガイドライン2013[2]」をのぞいてみましょう．以後の「初回はIVIG」という表現は，5日間連続投与を初回治療としています．

　「IVIGとPEは発症早期から開始すれば同等の良好な治療効果がある」としながら，「我が国では簡便性，利便性からIVIGから開始されることが多い」としています．初回の治療が良好であれば良いのですが，脳神経内科医は，初回の治療結果が思わしくないこともあらかじめ想定せざるを得ません．

　PEから開始後のIVIGは，「ギラン・バレー症候群の症状・予後が改善される

根拠は乏しく，PE 後の IVIG は推奨されない」とあります．IVIG 開始後の PE は，「IVIG 後の PE は IVIG の効果を減弱させる可能性があり，施行しないほうがよい」とあります．さらに，初回の IVIG の効果がおもわしくないとき，「IVIG 無効例に対しての PE の追加の可否についてはエビデンスなし」「初回の IVIG 施行後，症状が悪化あるいは改善がみられない場合，早期から再度の IVIG を考慮する」「初回の IVIG によりいったん症状が改善したものの，再燃したとき再度の IVIG を考慮する」とあります．

　これらと，初回に IVIG が選択される現状を総合すると，初回の IVIG が無効であっても，再度の IVIG とせざるを得ません．

　IgG の血中半減期は 3 週間あります．IVIG 後 PE を施行すると，せっかく投入した高価な免疫グロブリンを PE が除去することも関連します．

　PE のほうが，コストが高いと思われがちです．体重 60kg であると，単純血漿交換は 1 回約 14 万円・3 回で約 39 万円・5 回で約 64 万円であるのに対して，IVIG は 5 日間で約 120 万円と試算されます [5]（2012 年時点）．コストに関しては IVIG ≫ PE です．欧米においても IVIG 治療の増加により IVIG 不足問題が起こり，グロブリン製剤コスト急増が問題となりつつあるようです [6]．

### 成書におけるやっかいな表現

　ギラン・バレー症候群・血漿交換で web 検索すると，ギラン・バレー症候群に対して PE は推奨レベル I であるとする論文が多数ヒットします．たまに，推奨レベル I 治療の 1 つと提示されます．こちらのほうが正直ですが，IVIG も同列であると書かれることは少ないです．

　おそらく，これらの記載を読めば，「血漿交換をやろう」となるのではないでしょうか．

　率直に言って，これらの大半は，血液浄化療法に関連する学会誌に掲載されています．血液浄化療法関連雑誌の記事を読むときは，バイアスを意識せざるを得ません．

## 血球貪食症候群へ PE ？

　血球貪食症候群（hemophagocytic syndrome：HPS）は，近年，血球貪食性リンパ組織球症（hemophagocytic lymphohistiocytosis：HLH）呼称のほうがポピュラーになりました．骨髄などの網内系組織において炎症性サイトカイ

ンにより活性化された組織球が増殖し，その組織球が自己の血球を貪食している像を組織学的に認める病態・疾患です．原因不明の発熱，リンパ節腫脹，肝脾腫，汎血球減少，凝固異常，肝機能障害，高LDH血症，高TG血症，高フェリチン血症などの多彩な臨床症状を呈しICUへ入室します．頻度は多くありませんが，ある程度の規模の病院のICUであれば，年に1症例程度あるのではないでしょうか．

　少し前まで，血球貪食症候群をweb検索すると，血漿交換が治療の中心という印象を与える記事が多数ヒットしました．そのほとんどが2000年代です．

　HLHは感染症，悪性疾患，自己免疫性疾患など背景疾患の治療に加えて，ステロイドとIVIGが2大治療です．さらに，膠原病や薬剤によるHLHであれば，がんではないですがEtoposide（抗がん剤）の使用が考慮されます[7]．HLHの治療を，原疾患別に整理しフローチャート化する試みがなされています[7]．フローチャートにおいて，あくまでreported salvage options（報告された緊急避難的なオプション）として計7項目が提示されました．数種の分子標的薬・脾腫への脾臓摘出に加えて，PEとサイトカイン吸着療法でした．

　2020年，サイトカインストームというタイトルの総説[8]がNEJM誌に掲載され，サイトカインストームの原因としてHLHも紹介されました．コロナ禍初期に，サイトカインストームが話題になりましたよね．あの時期です．この総説の中で，「PEや，吸着のための血漿ろ過カラムは，サイトカインストーム疾患において評価中である」の一文があるのみでした．

　筆者は，循環動態が不安定でありサイトカインストームである可能性が高い症例に対するPEはありと考えていますが，あくまでsalvage optionと捉えるべきです．

## TTPとは

　TTP（thrombotic thrombocytopenic purpura：血栓性血小板減少性紫斑病）は，古典的5徴候（血小板減少，溶血性貧血，腎機能障害，発熱，精神神経症状）が有名ですが，血小板減少症と溶血性貧血がそろえば良いです．初期の腎機能障害は血清Cre 1 mg/dL台程度であることが多く，PLASMICスコア[9] 表4 においても，Cre＜2.0mg/dLで点数を獲得します．

　近年，TTPの本態はADAMTS13の著減（＜10%）であることが知られるようになりました．

JCOPY 498-16662

**表4** PLASMIC スコア

| | 点数 |
|---|---|
| 血小板数＜30,000/μL | 1 |
| 溶血所見※ | 1 |
| 活動性のがんなし | 1 |
| 臓器移植・幹細胞移植歴なし | 1 |
| MCV＜90fL | 1 |
| PT-INR＜1.5 | 1 |
| クレアチニン＜2.0 mg/dL | 1 |

スコア 0〜4 点
　ADAMTS13 低下リスク 低
スコア 5 点
　ADAMTS13 低下リスク 中
スコア 6〜7 点
　ADAMTS13 低下リスク 高

※網赤血球＞2.5％ or 血清ハプトグロブリン不検出 or 間接ビリルビン＞2.0 mg/dL
MCV: 平均赤血球容積, PT-INR: プロトロンビン時間国際標準比
文献 9 より引用

　血小板に付着し血栓形成を促す von Willebrand 因子があります．von Willebrand 因子が大きいほど，血栓形成傾向となりますが，この von Willebrand 因子を細かく切るのが ADAMTS13 です．よって ADAMTS13 に対して自己抗体ができると ADAMTS13 が著減し，全身の血栓形成傾向が強まります．ADAMTS13 を外注検査すると結果判明まで最低数日かかるため，PLASMIC スコアが提唱されました．AUC（area under the curve: 0〜1 の間をとり 1 に近いほど判別能が高い）は驚異の 0.96 です．活用しましょう．血小板数≦3 万/μL，Cre≦2.26mg/dL，ANA（抗核抗体）陽性の 3 項目で判定する French スコアがありますが，PLASMIC スコアほどの判別能はありません [10]．

　従来，TTP に対して免疫抑制療法（ステロイド）と PE が治療の両輪でした．この場合の PE の役割は，原因抗体廃棄と FFP に含まれる ADAMTS13 補充です．また，2020 年にリツキシマブが TTP に認可され，PE 無効例（難治症例）に有効とされます．

## TTP に対しては抗体新薬 & PE

　2022 年 11 月，TTP への待望の新薬カプラシズマブ（カブリビ®）が薬価収載されました．遺伝子工学の賜物とも言える抗 von Willebrand 因子モノクローナル抗体です．ラクダ科の抗体 **図2b** はヒトの抗体よりかなり小さいのですが，さらに抗原接合部位だけとしたのがカプラシズマブです．カプラシズマブは小さい構造により，von Willebrand 因子と血小板の相互作用をもれなくブロッ

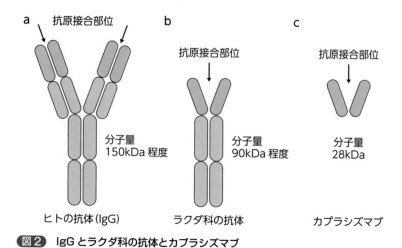

**図2** IgG とラクダ科の抗体とカプラシズマブ

a 抗原接合部位
分子量
150kDa 程度
ヒトの抗体（IgG）

b 抗原接合部位
分子量
90kDa 程度
ラクダ科の抗体

c 抗原接合部位
分子量
28kDa
カプラシズマブ

初日
カプラシズマブ
静脈内投与
↓
血漿交換
↓
カプラシズマブ
皮下投与

2日目以後
カプラシズマブ
皮下投与

血漿交換をする場合は
血漿交換
↓
カプラシズマブ
皮下投与

**図3** カプラシズマブ投与スケジュール

クするとされます.

　カプラシズマブは，血漿交換と組み合わせて使用します **図3**. 血漿交換は初日以外，担当医が必要と感じたときに行います. カプラシズマブを 30 日間主に皮下投与するのですが，認可試験におけるカプラシズマブ群の血漿交換日数の平均は 5.0 日でした.

　TTP の治療において，免疫調整療法 **表1** のすべてが活用されることとなります. さらに ADAMTS13 製剤の認可が近いと言われます. 治療プロトコールはさらに変わるかもしれません.

JCOPY 498-16662

> ここ数年間で，多くの疾患の治療において新しい特異的治療法が出現した．多くのプロ医療者は PE を非選択的なダサい治療（unsophisticated procedure）とみなすかもしれない[1]．

# 疾患ごとの PE の位置づけを理解しなければならない

　PE のエビデンスレベルが高いにもかかわらず PE の出番を見出すのが難しいギラン・バレー症候群，サイトカインストームに対してのみ PE が salvage option とされる HLH，カプラシズマブと PE が併用される TTP と，免疫調整療法 表1 のどれが活用されるかは恐ろしく違いがあります．

　特に，抗体療法の発展が著しいです．血漿交換は，捉え方によっては，かなり荒っぽい治療です．

　PE も含めた血液浄化療法は，時として，「何となく良さそう」で行われます．また，「ステロイド療法と IVIG は行った．PE だけやっていない!!」といった雰囲気で提案されることもあります．基本的に，IVIG 後に PE をするということは，高価であり有効性を期待して投与した IVIG を PE によって取り除くこととなります．

　結局，疾患ごとにガイドラインの解説文も含めてしっかり読み込まなければなりません．

# PE と保険適用

　PE はエビデンスというよりエクスペリエンス（経験）をもとに発展した面があります．日本における PE の保険適用は必ずしもアップデートされず，一旦保険収載されると外されることはほぼありません．「PE の保険適用がある＝PE を施行しなければならない」ではありません．

　ギラン・バレー症候群であれば，「当該療法の対象となるギラン・バレー症候群については，Hughes の重症度分類で 4 度以上の場合に限り，当該療法の実施回数は，一連につき月 7 回を限度として，3 月間に限って算定する」という具合に，疾患ごとに細かい要件が決められています．

　PE の保険適用回数はかなり変わりました[11]．例えば，劇症肝炎であれば，かつては月 6 回でした．「今月は後 10 日ある．今月，6 回施行して，来月も 6 回やろう!!」といった会話が実際交わされましたが，一連 7 回となり，それでは

少なすぎると批判されたことから現在一連 10 回となっています.

　今も疾患により，月あたりの回数と 3 カ月までといった規定の保険適用もあれば，総回数を規定した保険適用もあります.

　血漿交換療法業界の主要企業と言える旭化成メディカル HP に，血漿交換療法保険適用疾患別治療法が整理されています [12]．例えば，劇症肝炎であれば「一連につき概ね 10 回を限度として算定する」，多発性骨髄腫・マクログロブリン血症であれば「一連につき週 1 回を限度として 3 月間に限って算定する」，疾患によっては血液検査の数値といった PE 保険適用の細かい条件が記載されています.

## 結局，筆者が PE の施行を視野に入れる急性期疾患

　ABO 血液型不適合間腎移植の腎移植前の治療，あるいは腎移植後の急性拒絶反応の治療としての血漿交換療法はスタンダード治療です.

　ICU など急性期医療において PE は以下の病態で考慮されます.

- 急性肝障害　PT-INR＞1.5 や肝性脳症を呈するとき考慮されます.
- 自己免疫疾患・神経疾患・皮膚疾患　それぞれのガイドラインを参考にステロイド・IVIG・PE の優先度を判定．サイトカインストームと考えられ循環動態が極度に不安定な状態であれば，IVIG に先行して PE の施行を考慮します.
- 自己免疫介在性脳炎など　PE を施行するか常に悩ましいです．正診にたどりつくまでに相当な時間を要するケースが多いです．「悩ましい典型例（結果的に自己免疫介在性脳炎ではなかった例）」を以下に示します.

40 歳代，女性．生来健康．微熱が 1 週間続き，全身に紅斑が出現．その翌日意識障害で病院へ搬送された．けいれんも出現したため，筆者施設へ転院となった．皮膚ランダム生検が行わた．ヘルペス脳炎の可能性もあり，抗ウイルス薬が開始された．頭部 MRI 検査結果から辺縁系脳炎が疑われ，ステロイドの大量投与（ステロイドパルス）や IVIG が開始されたが，全身性のけいれんが持続するなど状態の改善をみなかった．まだ行われていない PE を行うべきではないかと，一部の医師から提案されるようになった．筆者は IVIG の廃棄につながることと，PE をするのならもっと早いタイミングであったのではないかと反論した．皮膚ランダム

JCOPY 498-16662

生検 8 日後，T 細胞性リンパ腫が判明し，まもなく CHOP 治療（悪性リンパ腫への化学療法）が開始された．

意識障害を呈し脳炎が疑われる症例は常に悩ましいです．自己免疫介在性脳炎もあれば，ヘルペス脳炎を含むウイルス性脳炎も外せません．結局，本症例は，T 細胞性リンパ腫が判明し，治療につながりました．

自己免疫介在性脳炎の治療法として，ステロイド大量療法はマストですが，IVIG と PE のどちらをすべきか指針はなく，担当医任せです．率直に言って，「ダメ元」で PE が行われる面もあります．筆者は，PE をするのであれば，早期であるべきと考えています．

## 参考文献

1) Fernández-Zarzoso M, Gómez-Seguí I, de la Rubia J. Therapeutic plasma exchange: review of current indications. Transfus Apher Sci. 2019; 58: 247-53.
2) 「ギラン・バレー症候群，フィッシャー症候群診療ガイドライン」作成委員会．ギラン・バレー症候群，フィッシャー症候群診療ガイドライン 2013. 南江堂; 2013. https://www.neurology-jp.org/guidelinem/gbs.html（最終閲覧 2023 年 10 月 9 日）
3) 野村恭一．免疫グロブリン大量静注療法の基本と pitfall. 神経治療. 2014; 31: 183-7.
4) Chevret S, Hughes RA, Annane D. Plasma exchange for Guillain-Barré syndrome. Cochrane Database Syst Rev. 2017; 27: CD001798.
5) 松尾秀徳．血液浄化法と免疫グロブリン．臨床神経. 2012; 52: 1051-2.
6) Ward DM. Practical aspects of therapeutic plasma exchange (PLEX/TPE) for neurologists. Symposium on plasma exchange for CNS demyelinating diseases. 2014 CMSC ACTRIMS annual meeting presentations; 2014.
7) La Rosée P, Horne A, Hines M, et al. Recommendations for the management of hemophagocytic lymphohistiocytosis in adults. Blood. 2019; 133: 2465-77.
8) Fajgenbaum DC, June CH. Cytokine storm. N Engl J Med. 2020; 383: 2255-73.
9) Bendapudi PK, Hurwitz S, Fry A, et al. Derivation and external validation of the PLASMIC score for rapid assessment of adults with thrombotic microangiopathies: a cohort study. Lancet Haematol. 2017; 4: e157-64.
10) Chiasakul T, Cuker A. Clinical and laboratory diagnosis of TTP: an integrated approach. Hematology Am Soc Hematol Educ Program. 2018; 2018: 530-8.
11) 与芝　真，井上和明．エビデンスに基づく血漿交換療法の評価．日輸血会誌. 2002; 48: 9-26.
12) 旭化成メディカル HP．血漿交換療法保険適用疾患別治療法．https://www.asahi-kasei.co.jp/medical/apheresis/product/plasma/cure/（最終閲覧 2023 年 10 月 9 日）

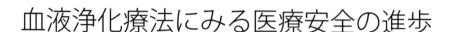

# 血液浄化療法にみる医療安全の進歩

　幼稚園や保育園バスでの園児置き去り事故が近年報道されます．死亡事故まで報道されるのに，同様の事例が続きます．電子デバイスを使った置き去り検知装置が開発され，公費補助がなされますが，それでも電子デバイスの扱いに不慣れである，あるいはスイッチを切るといった対応により，事故が続きます．いかなる人が扱っても，あるいはミスがあっても問題が起こり得ないシステムを構築することが究極の安全対策（フールプルーフ）ですが，口で言うほどたやすくないことを示します．

　医療安全においても同様です．残念ながら，患者の命が犠牲になることによって，改善の取り組みがなされ，それらの積み重ねにより，以前に比してはるかに医療安全は飛躍的に高まったと感じます．もちろん，まだ，道半ばである面もあるでしょう．

　血液浄化療法においても，さまざまな取り組みがなされてきました．やはり患者の犠牲がきっかけです．本章で振り返ってみましょう．

> フールプルーフ：誤った使い方をしても危険につながらない，あるいは誤った使い方ができない仕組み

## CRRT 用血液ろ過補充液包装の改良

　血液ろ過補充液とは，サブラッド®（扶桑薬品工業）・サブパック®（ニプロ）です．かつて血液ろ過補充液（または透析液）成分のアルカリ化剤（体内で代謝されてアルカリとして振る舞う成分）は酢酸でしたが，酢酸不耐症や心機能低下を引き起こすリスクがありました．アルカリそのものである重炭酸イオン（$HCO_3^-$）の配合が望ましいのですが，重炭酸イオンとカルシウムやマグネシウムをあらかじめ混合し時間が経過すると，pH が変化しカルシウムやマグネシ

JCOPY 498-16662

ウムが重炭酸化合物となり沈殿するため不可能でした．

### サブラッド改良の歴史

1983 年　アルカリ化剤として酢酸を使用したサブラッド-A が HF 用に発売されました．A は酢酸 acetate の A です．

1995 年　酢酸に代わりアルカリ化剤として重炭酸イオンを採用したサブラッド-B が発売されました．B は bicarbonate（重炭酸イオン）の B です．重炭酸イオンを事前に配合すると不安定であるため，使用直前，バイアル製剤である重炭酸ナトリウムを，輸液バッグに加注しました．煩雑であり調剤による雑菌混入リスクや加注忘れもありました．

2002 年　重炭酸イオンとカルシウムやマグネシウムを，A 液と B 液に分けて同一バッグに封入した商品が発売されました．使用直前に両者の袋の間の隔壁（中央隔壁）を，バッグに圧力を加えることにより開通させ，両液を混合し使用しました．二重（double）バッグを採用した点で画期的であり，サブラッド-BD と改称されました．

　　　　　当然，隔壁開通を忘れて使用する例がありました．隔壁開通を忘れたとき下側（ゴム栓側）にある B 液（カルシウムやマグネシウムを含む側）のみが投与される構造でした．B 液の浸透圧はナント 0.1 であり，Na を含まない B 液のみ投与されると，電解質異常や溶血，低 Na 血症を起こすリスクがあると考えられました．また，サブラッド 1 本だけならまだしも延々と隔壁開通を忘れると（隔壁開通の必要性を知らないと）大変なことになります．実際，2003 年に死亡事故が報告されました[1]．

2003 年　急遽，サブラッド-BD は A 液を下側，B 液を上側に変更されました．上下バッグそれぞれに大きく「隔壁を開通してください」の赤太字警告，ゴム栓部分にも赤字警告が書かれたシールが装着されました．この場合，隔壁開通を忘れると，炭酸水素ナトリウムや NaCl や KCl を多く含む A 液のみが投与されることとなります．隔壁開通を忘れたときの死亡リスクは減りましたが，高 Na 血症や代謝性アルカローシスのリスクがあります．

2004 年　サブラッド-BS に変更されました．S は fail-safe（間違いがあっても被害を止める工夫）とされました[2]．A 液と B 液は等量であったサブラッド-BD に対して，A 液の量を全体の 3 割とし，NaCl や KCl は

A・B 液双方に含むように改良されました．組成の見直しにより，A 液と B 液ともに浸透圧がほぼ 1 となり，中央隔壁開通を忘れても，より安全となりました．A 液の量が少ないことは開通忘れの影響が減るだけでなく，CRRT 運転中，サブラッドの頻回の更新が必要となりミスに気がつく可能性が高くなったのではないでしょうか．しかし，依然，中央隔壁開通忘れリスクは残りました．

2009 年　現在のサブラッド-BSG **図1** に変更されました．G は SAFEGATE®（隔壁未開通防止機構）の G を意味します [2]．この改良はスゴイです．出口部分に第二の隔壁（SAFEGATE）が作られました．中央隔壁を破る圧力がかかると，SAFEGATE が開通する構造です．中央隔壁が開通しないと SAFEGATE が開放されず，サブラッドのゴム栓に透析回路をつないでも液が流れません．

　　　　メーカーの執念を感じる改造です．おかげで，現在では，隔壁開通忘れリスクは極めて減ったのではないでしょうか．

### サブパック改良の歴史

2002 年　サブラッド-BD とほぼ同じタイミングで，A 液と B 液に分かれたバッグ製剤（サブパック-B）が発売されました．A 液と B 液の組成はサブラッド-B とほぼ同じですが，あらかじめ，浸透圧 0.1 の B 液の危険性を考慮し，A 液が下方に配置されました．よって，A 液と B 液の位置の変更は必要としませんでした．

2005 年　サブパック-B は A 液と B 液を等張にするといった改良がなされ，サブパック-Bi として発売されました［Bi の i は isotonic（等張）を意味］[3]．

2009 年　下方の A 液側バッグに密着したシュリンク包装がなされました **図1**．シュリンク包装に非常に大きく「にぎる」といった記載があり，シュリンク包装を外さなければゴム栓部分にアプローチできない構造となりました．

　是非，読者は，稼働する CRRT 機器の横に立つとき，サブラッド・サブパックをみてあげてください．先人が苦労し，改良された歴史を感じるのではないでしょうか．ここまで短期間に頻回に変更がなされた医薬品は他にありません．現在，CRRT は多くの施設で日常的な医療となりましたが，1990 年代半ば全国的に行われるようになり，手探りの中で製品改良がなされ，現在の形になったのは

JCOPY 498-16662

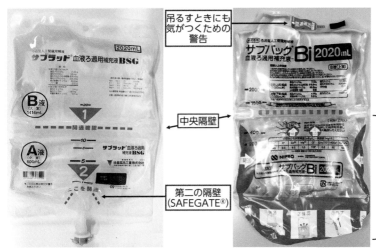

図1 サブラッド-BSG とサブパック-Bi

それほど昔ではありません.

# 血液浄化回路接続外れ事故の防止 [4]

例えば,シリンジポンプを用いて血管作動薬を注入するとき,シリンジとチューブの間をルアーロック接続 図2a するのは今でこそ常識です.はめ込むだけのルアーテーパー（スリップイン）接続 図2b であれば,容易に外れます.薬剤は入らず,大量出血リスクやエアを血管内に吸い込むリスクがあります.

読者は驚くかもしれませんが,20 年ほど前まではルアーテーパー接続のほうが一般的でした.2000 年ごろ,筆者所属施設（当時）においてはカテコールアミンのシリンジはルアーテーパー接続されていました.当時の副院長に直談判し施設全体で変更したことを覚えています.若手読者は,「遅い取り組みだな？」と思うかもしれませんが,むしろ日本全体でみると非常に早い取り組みでした.

血液浄化回路組み立てにおいても,ルアーテーパー接続外れによるトラブルが問題となり,厚生労働省が 2009 年ルアーロック接続への統一を業界団体に指示し,医療機関に通知しました（2009 年から順次切り替え開始）.それでも改善されない状況があったのか,2011 年医薬品医療機器総合機構（PMDA）から再度「血液浄化療法に用いる血液回路の接続部は,全てルアーロックによる接続と

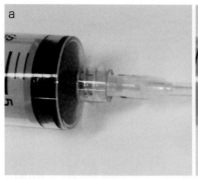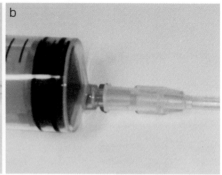

**図2** ルアーロック接続とルアーテーパー接続

すること」[5] と注意喚起がなされました.

　CRRT など血液浄化用カテーテルは常に注意が必要です. 非常に太いため, 血液浄化用カテーテルと血液浄化回路の接続が外れたとき, 大量出血あるいは, 大量のエアが血管内に吸い込まれる可能性が高いです. 前者はよほど気がつくのが遅くない限り輸血で対処できる可能性が高いですが（もちろん非常に怖いです）, 後者は冠動脈や脳のエア塞栓となり取り返しがつかない合併症につながります.

　先に述べたように, 現在, 血液浄化回路の接続部はすべてルアーロック化されています. しかし, 血液浄化用カテーテルと血液浄化回路の接続部は頻回に脱着されることから, 時に, 接続が甘いことにより外れるリスクがあります. 外れたとき, 空気塞栓症が起こるかもしれません. 悲惨です.

　よって, 血液浄化用カテーテルの接続部にプラグを取りつけるのが今や標準的です（義務化はされていません）**図3a**. 脱着は, プラグ〜血液浄化回路間で行います. これにより同部位で外れてもプラグのおかげでエアが体内に吸い込まれることはなくなります.

　ただし, リスクはまだ残ります. 送血側（返血側）プラグ〜血液浄化回路コネクタ間が外れた状態で脱血ポンプが動き続けると, 大量出血マシーンとなります. そのため, 慎重な施設ではロック機構をもつ固定具を用います **図3b**（脱血側が外れた場合, 脱血センサーやその他の圧センサーが作動し, あるいは回路に空気が入ったとしても血液系回路の最後にある気泡センサーが作動し, CRRT機器が止まるはずです）.

JCOPY 498-16662

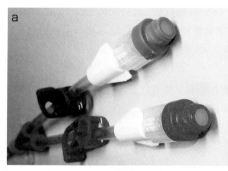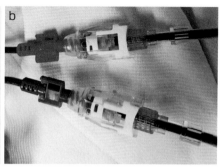

**図3　カテーテルとの接続部が外れてもエアを吸い込まないための仕組み**

a) エアが入ることを防ぐプラグを血液浄化用カテーテルに装着. 商品名セーフタッチ® プラグ透析用（ニプロ）

b) 血液浄化用カテーテルと血液浄化回路コネクタが外れないための固定具. 商品名ツインシールド® ロック（JMS）, プラグ側商品名ツインシールドプラグ（JMS）.

# 万が一，大量の空気が体内に注入されたら…

　　大量の空気が体内に入ることなどあってはなりませんが，血液浄化療法やECMO は管の径が太いのでリスクが高いです. 読者は適切に運用していても，他の医療者がミスをするかもしれません. 例えば，不慣れな医療者が血液浄化用カテーテルを挿入中にクランプ忘れがあれば，空気塞栓症の合併はあり得ます. 脱水や頭部高位といった条件があれば，起こりやすくなります. また，肺生検中や頸部処置中の空気塞栓の報告は少なくありません. 肺の血管や頸部の血管が傷つき，エアが流入することによります.

　　医療事故調査・支援センターによる「医療事故の再発防止に向けた提言 第17号 中心静脈カテーテル挿入・抜去に係る死亡の分析—第2報（改訂版）—」[6]（2023年）においても，空気塞栓症のリスクが特に血液浄化用カテーテルにおいて強調されます.

　　空気塞栓症への対応は迅速に行わなければならず，平時に整理したいです. どのように初期対応すべきか押さえましょう.

【診断】

　　空気によって肺循環が妨げられるので，早期に $SaO_2$ の低下，$EtCO_2$ の低下がみられます.

　　古典的には，心音の聴診において，水車音（mill murmur）があるとされるのですが，恐ろしい量が入ったときでしょう. 心臓エコーで心室内にエアを観察で

きる可能性があります．また，胸部 X 線や胸部 CT，脳空気塞栓症をみつける
ための頭部 CT は有効です．ただし，空気塞栓症を疑ったなら次の緊急処置を
優先させるべきでしょう．

【緊急処置】

　必要に応じて，挿管・人工呼吸・血管作動薬・輸液による呼吸循環の安定化を
図りながら，同時進行的に以下の作業を行います．

① 空気流入の原因を止める．カテーテルが原因であるとき，抜去せずクランプ
する．

② ただちに左側臥位・頭低位へ体位変換

　空気がまず右心系に入るので，できる限り空気を右心系にとどめるために左側
臥位とします．空気塞栓症による合併症で怖いのは，脳塞栓です．空気の量が多
い場合や，卵円孔など右心系から左心系への右左シャントがある場合には，脳塞
栓を起こし得ます．よって，頭低位とします．筆者は，そのような場面に遭遇し
たなら「あり得ないぐらい極端な頭低位としよう」とイメージしています．

③ 右心系に近いカテーテルから空気を抜く

　先にカテーテルを「抜去せずクランプ」としたのはこの目的もあります．空気
塞栓症は被害が大きいため，カテーテルを盲目的に深くしてエアを抜くといった
対応もあり得ます．

　その他，脳空気塞栓症の治療として高圧酸素療法が昔からテキストに記載され
ますが，高圧酸素療法装置をもつ施設は稀であり，他院への転送は非現実的なの
ではないでしょうか．

　やはり，空気塞栓症は起こさないに越したことはありません．

● カテーテル挿入部位が心臓より高い状態で挿入や抜去動作を行わない

　例えば，少し頭を起こした患者の内頸静脈カテーテルを抜去するとき，「その
ままでいいですよ．カテーテルを抜きましょうね」はダメです．

● カテーテル抜去部位

　カテーテル，特に血液浄化用カテーテルを抜去するときは，やはり空気塞栓症
発生リスクがあります．可能であれば，下肢挙上や患者に息こらえをしてもらい
静脈圧を上げますが，そのような対応をしても死亡事例が報告されます．抜去部
位に，ガーゼや紙素材テープではなくフィルム素材を貼りつけます．特に，血液
浄化用カテーテル挿入部位は瘻孔化しやすく，紙やガーゼ素材であるとエアを吸
い込むリスクがあるからです．

JCOPY 498-16662

空気塞栓症は致死的合併症の1つであり，内頸静脈や鎖骨下静脈へのカテーテル挿入・抜去に伴い発生することがある．空気塞栓症を予防するため，カテーテル挿入・抜去手技は下肢挙上など静脈圧を上げる体位で行う．カテーテル抜去後は密封式のドレッシング材で被覆することが望ましい．
医療事故の再発防止に向けた提言 第17号 中心静脈カテーテル挿入・抜去に係る死亡の分析—第2報（改訂版）—提言10 [6)]

### 血液浄化療法業界を揺さぶった事故

　○○大学病院で50歳代の男性患者に対して脳死肝移植手術が行われた．経過は順調であり，術後6日目にICUを退室，一般病棟のHCU（high care unit）へ移動した．慢性腎不全があったことや肝移植手術後（肝移植手術後1週〜10日程度のCHDF施行は一般的）であることから，ICU入室後からHCUへ転棟後も継続してCHDFが行われた．

　CHDFの回路閉塞があったため（土曜日），担当看護師は医師Aに連絡した．AはCHDF回路を組み立てた経験がないため，小児用CHDF回路を組み立てた経験がある医師Bに依頼した．血液浄化器を含めた物品は，看護師がHCU機材庫でそろえた．Bは血液浄化器が小児用よりも大きいと感じたが，成人用だから大きいのであろうと考え組み立てた．看護師は，CHDFの排液が茶褐色であることに気がついたが原因検索はなされなかった．

　CHDF再開2時間後から患者の血圧が下がり始め，4時間後Hbの急上昇（7.8→13.0g/dL）が判明したが脱水と捉えられた（実際，著しい血管内脱水であった）．担当医は敗血症性ショックによる血液濃縮や，血管外タンパク漏出と考え対応した．アルブミンやFFPが投与された．回路交換約1日後，心停止し，その1時間後死亡確認された．死亡1時間後に，CHDF回路に，CHDF用ヘモフィルターではなく，PE用カラムが使用されていることが判明した．

文献7〜11を参考に筆者が構成

　CRRT用ヘモフィルターとPE用カラムの取り違えによる事故であり，日常的にCRRTを扱い，あるいはPEを扱う機会もある筆者にとってショッキングな事件でした．分子量90万以上の物質まで通る膜孔をもつのがPE用カラムです（➡ p.158）．アルブミン，フィブリノゲンなど「ありとあらゆるものが抜ける」のがPEです．PEはアルブミンやFFPで補いますが，CHDFにおいては補わ

れないので，本症例においておそらく血球成分以外のほぼすべての血管内の物質が失われたのではないでしょうか．血漿浸透圧が極度に低下し，浸透圧が高い細胞側へ水が移動することにより極度の血管内脱水になったと考えられました．

本症例の報告において以下のような，さまざまな問題が指摘されました[7-11]．⇒は取られた対策です．

- 医師，看護師ともに知識不足の中でそれぞれの思い込みが錯綜しカラムの確認作業が行われなかった．⇒各部署にあったマニュアルを廃止し統一CHDFマニュアルを作成し，CHDFを扱う部署の医師・看護師・臨床工学技士の役割を明記，講習会を開いた．
- CHDF回路交換をできる臨床工学技士（全17名）が4名であり，特に，夜間・休日は臨床工学技士による医療機器管理が不十分であった．⇒臨床工学技士が増員され，夜勤をする臨床工学技士（10名）全員によるCHDFの組み立てが可能となった．CHDFの組み立ては臨床工学技士がすること，HCUでは2名以上のCHDFの患者を受けないといったルールが作られた．
- 敗血症性ショック病名にアンカリングし（思いついた病名から離れることができなくなり），患者急変の原因検索が十分になされなかった．⇒後方視的には患者に起こったさまざまな事象が取り違えによって説明できるものの，現場で対応した医師達は移植後敗血症の知識があるがゆえに症状や検査値を敗血症として説明しようとした経緯が読み取れ，そもそも血液浄化器の取り違えなど想起することは難しい．

## PE用カラムの規格が変更された!!

該当病院の再発防止の取り組みは先に紹介しました．基本的にPEに不慣れな医療者が行ったことへの反省と改善です．

また，取り違えが起こった状況の振り返りが行われました．

- ヘモフィルターとカラムの箱が物品棚に並べて置かれていた．箱表面の細かい文字を読まなければ，血液濾過器（ヘモフィルター）なのか血漿交換器（カラム）なのか区別がつかなかった．⇒CHDF回路組み立ての必要物品を1袋に梱包して保管することになった．HCUに血漿交換用カラムの配置をやめ，血漿交換をする場合は腎臓内科医師の指示のもとに臨床工学技士が回路を組み立てることとなった．

JCOPY 498-16662

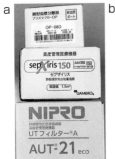
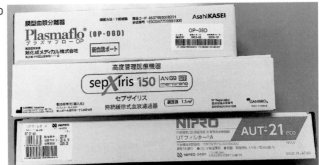

**図4** 現在の PE 用カラムと CRRT 用ヘモフィルターの外包箱
最上段：PE 用カラム，下二段：CRRT 用ヘモフィルター
a) 物品棚に配置されたとき正面となる箱の狭い面に，現在，用途が記載される.
a，b) 最上段の PE 用カラムの「膜型血漿分離器」記載は，従来品より大きくなった. CRRT 用ヘモフィルターの「持続緩徐式血液濾過器」の記載は，現在も大きいとは言い難い.

- ヘモフィルターやカラムの直方体の箱の最も狭い面を正面にして物品棚に配置されており，商品名や用途は記載されていなかった **図4**．商品名が書かれた面においても，持続緩徐式血液濾過器や膜型血漿分離器といった用途の記載は極めて小さく，商品名が大きかった.

さらに，フールプルーフを目指した行動が起こされました．PE 用カラムと CRRT 用ヘモフィルターを誤認した場合，回路を組めないようにする取り組みです.

日本急性期血液浄化学会など医療者で構成される 8 学会から，医療機器メーカーで構成される日本医療機器テクノロジー協会に改善の申し入れがなされました．日本医療機器テクノロジー協会と PMDA が協同して対策が練られました.

以前は，CRRT 用ヘモフィルターであれば透析液，PE 用カラムであればアルブミンや FFP は，ルアーテーパー接続 **図5a** 〔（➡ p.185），ただし容易に外れない構造〕された回路から注入されました．両者とも同じ接続規格であったために悲劇が起こりました．PE 用カラムはルアーロック接続 **図5b** に変更され，CRRT 用回路は接続できなくなりました．PE 用カラム側が変更された理由は，CRRT に比して圧倒的に使用量が少なく，関係する医療機器メーカーも少ないからです．2019 年 9 月より完全実施されました.

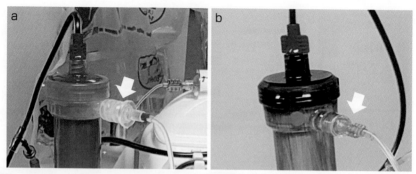

**図5** CRRT 用ヘモフィルターのルアーテーパー接続 (a) と PE 用カラムのルアーロック接続 (b)

## 犠牲者が出ないと社会は変わらない

「血液浄化療法業界を揺さぶった事故」後，該当病院において，臨床工学技士の人数が増員され，医師が担うことがあった CRRT の組み立ては，臨床工学技士のみが行うようになりました．事故の前に，「専門性がなく，理解度にばらつきが大きい医師が CRRT の組み立てを担当すべきではない．臨床工学技士のみが扱うべきだ」と病院上層部に提案しても，おそらく人件費や，それまで大きな問題がなかったことなどを理由に却下されたでしょう．

残念ながら，社会は問題が起こらないと変わらないこともまた現実です．実際，この事故をきっかけに，長年行われてきた医師による CRRT の組み立てをやめ，臨床工学技士に限定する体制に移行した病院は少なからずあるようです．

## 相場観がないことには慎重になろう

読者は，トマト 1 個が数百円以内であれば，違和感はないですよね．しかし，5,000 円と聞けば，「高すぎる !!」と思うのではないでしょうか．トマトの値段の「相場観」がある証拠です．

ICU において，抗がん剤を使うことはたまにあります．しかし，筆者を含めた集中治療医は抗がん剤の相場観を全くもちません．筆者は周囲の集中治療医に口を酸っぱくして言います．

「他科の医師から，抗がん剤の○○を出しておいてと言われても絶対に代わりにオーダーしたらあかんで．僕らは，抗がん剤の相場観が全くない．5mg が良

JCOPY 498-16662

いのか，50mg が良いのか，500mg が良いのか，1 日だけ投与なのか，連日投与なのか全くわからない．相場観が全くないのに抗がん剤を投与することはリスクしかない．必ず，相場観をもつ医師に直接オーダーしてもらうんやで．」

先の事故は，CRRT の相場観がないことにより起こったと感じます．

実は，筆者も若手であったとき，全く理解をしていない CRRT 回路を組み立てたことが数度あります．誰も教えてくれず，簡単なマニュアルをもとに組み立てました．完了したときは達成感がありましたが，そのような懸命さをもはや美談とすべきではないでしょう．

相場観がない業務に対しては，慎重であるべきです．知らないことは「知らない」と言えることも能力なのです．

**参考文献**
1) 篠田俊雄，秋澤忠男，栗原　怜，他．「透析医療事故の定義と報告制度」及び「透析医療事故の実態」に関する全国調査について．平成 14 年度厚生労働科学研究費補助金，肝炎等克服緊急対策研究事業（肝炎分野），血液透析施設における C 型肝炎感染事故（含：透析事故）防止体制の確立に関する研究の分担研究報告書．日透析医学会誌．2003; 36: 1371-80.
2) 扶桑薬品工業．医薬品インタビューフォーム サブラッド血液ろ過用補充液 BSG．2009 年 5 月作成（第 1 版）.
3) ニプロ．医薬品インタビューフォーム サブパック血液ろ過用補充液 BSG．2014 年 9 月作成（第 1 版）.
4) 小尾口邦彦．ER・ICU 診療を深める 2 リアル血液浄化 Ver.2，中外医学社; 2020.
5) 医療品医療機器総合機構．血液浄化用回路の取扱い時の注意について．PMDA 医療安全情報 No.22．2011.
6) 医療事故調査・支援センター．医療事故の再発防止に向けた提言 第 17 号 中心静脈カテーテル挿入・抜去に係る死亡の分析—第 2 報（改訂版）—．2023 年 3 月
https://www.pref.wakayama.lg.jp/prefg/050100/imuka/d00210137_d/fil/0301-1.pdf（最終閲覧 2023 年 10 月 9 日）
7) 塚本達雄，松村由美，上本伸二，他．持続的血液浄化療法施行中の医療器具取り違えによる肝移植後患者死亡事例報告と再発防止策．日急性血浄化会誌．2013; 4: 148-53.
8) 塚本達雄，山田敦美，飯田　恵，他．血液浄化器取り違え事故 3 年後における再発防止策進行状況と問題点．日急性血浄化会誌．2015; 6: 3-9.
9) 塚本達雄，宮田真紀子，平田憲子，他．血液浄化器取り違えによる患者死亡事故の再発防止策としての血漿分離器透析液ポート形状変更 医療者側と血液浄化機器製造企業双方における取り組みと課題．日急性血浄化会誌．2018; 9: 3-9.
10) 塚本達雄，宮田真紀子，平田憲子，他．血漿分離器血漿ポートの形状変更による血液浄化器取り違え事故対策（最終報告）．日急性血浄化会誌．2020; 11: 3-8.
11) 松村由美．事例に学ぶ：医療機器取り違えによる患者死亡の経験から医療機器誤接続防止（形状変更）への歩み．医療の質・安全学会誌．2021; 16: 19-27.

# 索　引

**著者略歴**

小尾口　邦彦（こおぐち　くにひこ）
1993 年　京都府立医科大学医学部卒業
　　　　　京都府立医科大学附属病院研修医
1994 年　京都第一赤十字病院研修医
1999 年　京都府立医科大学大学院卒業
　　　　　大津市民病院救急診療科・集中治療部
2011 年　大津市民病院救急診療科診療部長
2017 年　地方独立行政法人市立大津市民病院救急診療科診療部長
2019 年 2 月　市立大津市民病院救急診療科・集中治療部診療部長
2019 年 7 月　京都市立病院集中治療科部長
2022 年 7 月　京都府立医科大学麻酔科学教室・集中治療部病院講師
2022 年 11 月　京都府立医科大学麻酔科学教室・集中治療部講師
2023 年 7 月　京都府立医科大学麻酔科学教室・集中治療部准教授

医学博士
日本救急医学会専門医
日本集中治療医学会専門医
日本麻酔科学会専門医・指導医
麻酔標榜医
日本集中治療医学会評議員
日本集中治療医学会機関紙編集・用語委員会委員
日本救急医学会 ICLS コース　コースディレクター
FCCS インストラクター

こういうことだったのか!! CHDF・ECUM・PE
トータルマネジメント　　　　　　　　　　　ⓒ

発　行　2023 年 11 月 30 日　1 版 1 刷

著　者　小尾口　邦彦
　　　　こ お ぐ ち　　くにひこ

発行者　株式会社　中 外 医 学 社
　　　　代表取締役　青 木　　滋
　　　　〒162-0805　東京都新宿区矢来町 62
　　　　電　話　　(03) 3268-2701　(代)
　　　　振替口座　　00190-1-98814 番

印刷・製本/横山印刷㈱　　　　　〈MS・AK〉
ISBN978-4-498-16662-2　　Printed in Japan